Une peau jeune en 10' par jour

Titre de l'ouvrage original :
The 10-minutes facelift, lessen the signs of ageing the natural way, publié par Hamlyn, Octopus Publishing group limited à Londres.

ISBN : 978-2-501-04636-7
N° d'édition : 02-40.9579.0
Dépôt légal : Février 2008
Imprimé en France par Mame Imprimeurs

Note : *Massages et exercices faciaux ne prétendent pas remplacer quelque traitement médical que ce soit ; si vous constatez des symptômes anormaux, consultez un médecin qui établira son diagnostic en conséquence.*
La femme enceinte se doit de prendre des précautions particulières, surtout dans l'usage des huiles essentielles et de l'acupression.
Sauf avis contraire, les huiles essentielles ne doivent pas être ingérées par la bouche ni utilisées sur les bébés ou les enfants.

Une peau jeune en 10' par jour

Tessa Thomas

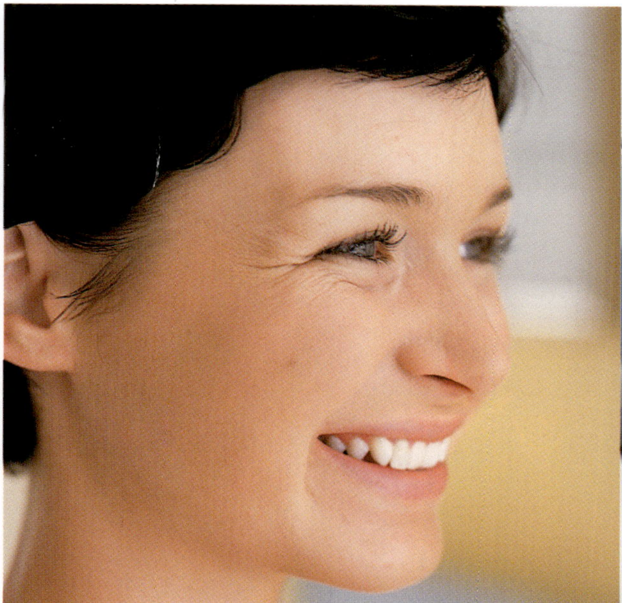

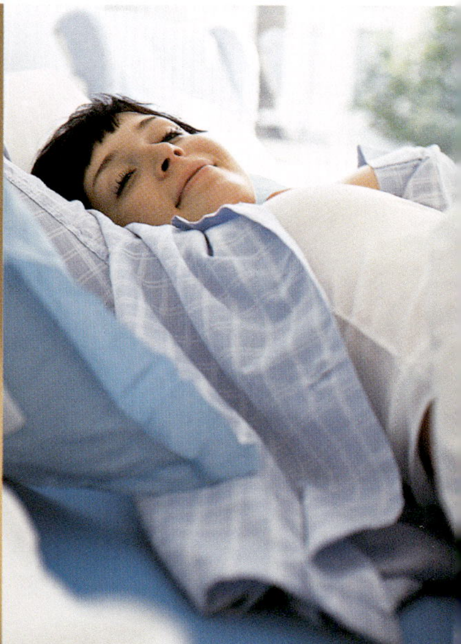

• MARABOUT •

Remerciements et adresses utiles

Nous adressons nos plus sincères remerciements aux consultants Sophie Parsons, Sébastian Parsons et Jeanette Leikauf, membres de l'Institut du Dr Hauschkla, pour leurs précieux conseils concernant les exercices de gymnastique faciale.
Nous remercions également Germaine Rich, de l'Aromatherapy Associates, dont l'aide a été précieuse dans le domaine du massage facial. Sans oublier le comité directeur de l'Institut du Dr Hauschkla, qui a permis aux auteurs de s'inspirer de leur manuel de gymnastique faciale pour composer leur propre gamme d'exercices.

Adresses utiles

L'Eau vive
58, cours Franklin
69006 Lyon
Tél: 04 37 24 10 22

L'Uni-vert bio
Marché Wazemmes
59000 Lille
Tél: 03 20 14 33 83

Les Herbes du Luxembourg
3, rue Médicis
75006 Paris
Tél: 01 43 26 91 53

Vert Matin
33, avenue Alfred-Borriglione
06000 Nice
Tél: 04 93 51 21 58,

L'Herboristerie du Palais-Royal
11, rue des Petits-Camps
75001 Paris
Tél: 01 42 97 54 68

La Clé des champs
15, rue Dufau
33000 Bordeaux
Tél: 05 56 44 47 91

Les Rendez-vous de la nature
96, rue Mouffetard
75005 Paris
Tél: 01 43 36 59 34

Vita Plante
142, rue de Rome
13006 Marseille
Tél: 04 91 53 45 45

L'Univers du Bien-Etre
14, place des Carmes
31000 Toulouse
Tél: 05 61 25 00 58

La Vie claire
42, boulevard du Temple
75011 Paris
Tél: 01 47 00 80 88

Ligne Nature
7, rue du Moulin
44000 Nantes
Tél: 02 40 08 04 94

La Quintessence
26, rue de l'Aiguillerie
34000 Montpellier
Tél: 04 67 60 58 22

Direction éditoriale: Jane McIntosh
Direction artistique: Keith Martin
Photos: Bill Reavell
Stylisme: Claire Hunt
Traduction: Odile Ricklin
Mise en page : Domino

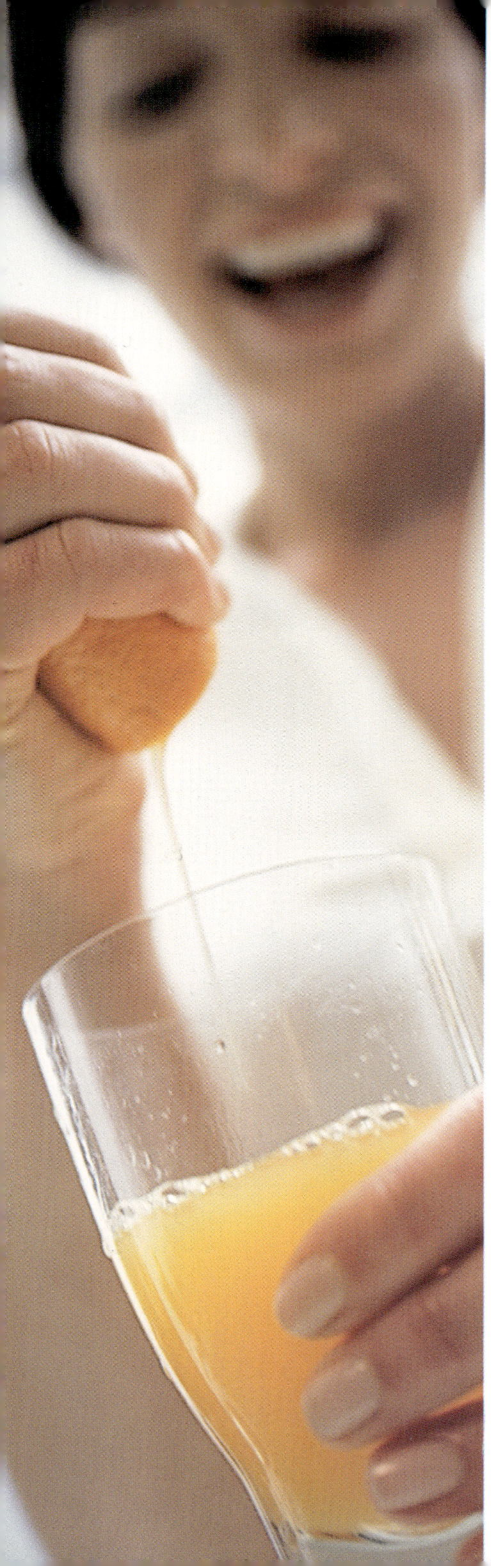

Sommaire

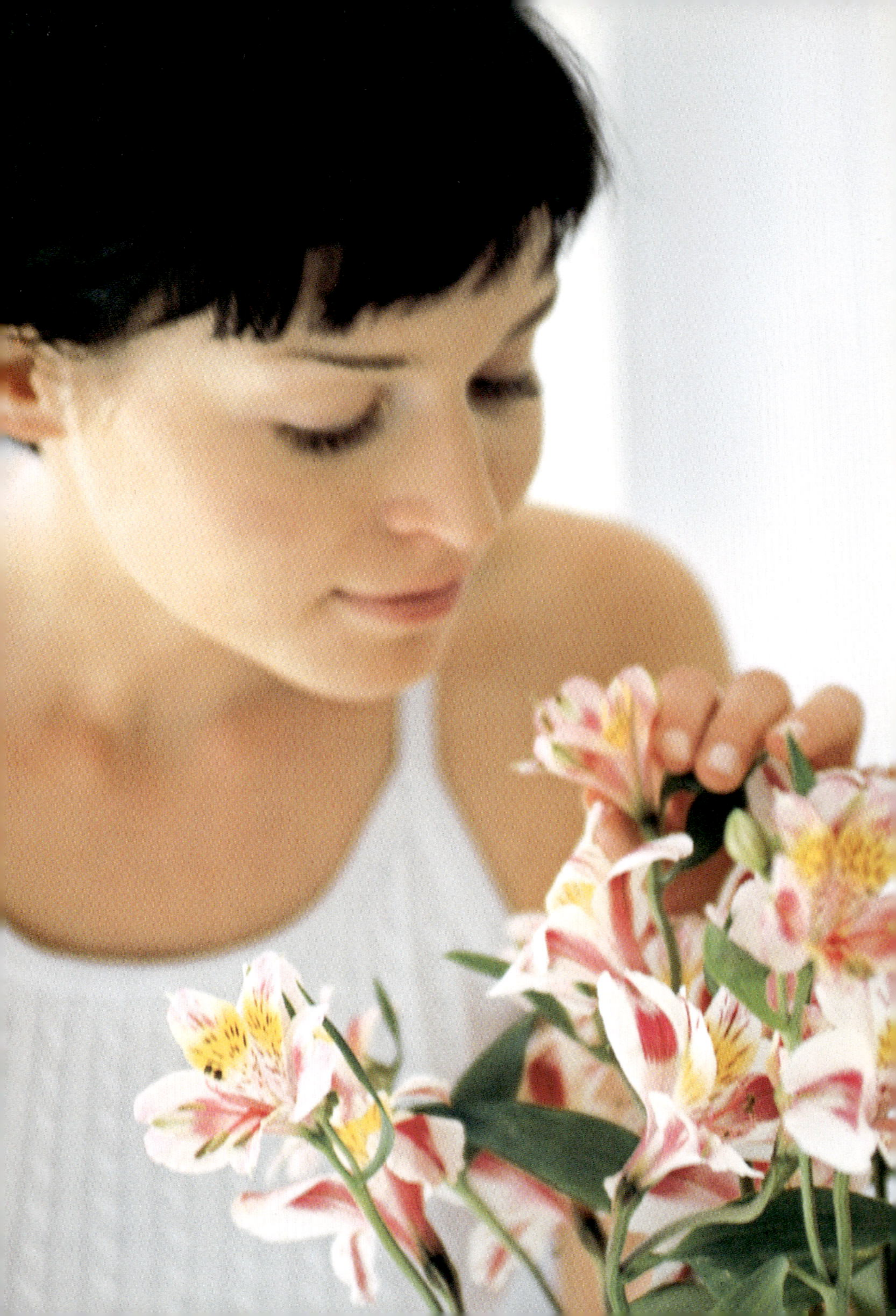

Votre visage

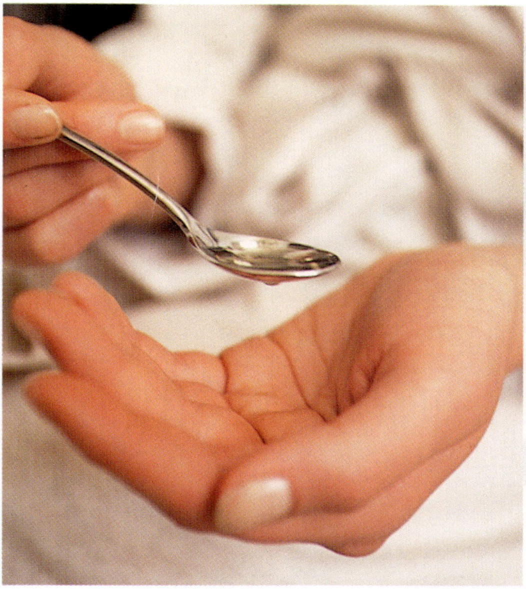

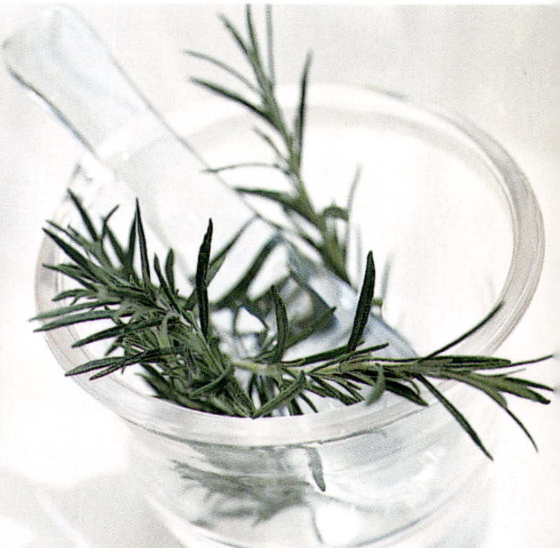

Le visage en quelques mots

Le visage ne représente que 4,5 % de la surface totale de la peau, qui avoisine les deux mètres carrés; c'est pourtant la partie du corps qui fait l'objet de la plus grande attention, en particulier de la part de l'industrie des cosmétiques dont le chiffre d'affaires est réalisé pour plus de la moitié par les produits de soin du visage.

Cette disproportion peut se justifier par le fait que chaque visage raconte une existence. Tel la couverture d'un ouvrage, il en reflète le contenu. Chaque visage, unique, ébauché à la naissance par le patrimoine génétique de l'individu, est sculpté ensuite par les aléas de l'existence, par le rire qui griffe de rides le coin de l'œil ou la tristesse qui lasse la paupière, révélant une part de vie intérieure.

Quelles que soient nos particularités culturelles, notre visage est le reflet de ce que nous avons été et de ce que nous sommes. Et de manière plus manifeste encore, il révèle notre âge – le temps se chargeant de le marquer de rides et de signes de vieillissement divers.

Notre visage est la partie la plus «parlante» de notre corps; rarement au repos, il dispose d'une large gamme d'expressions. Exposé en permanence aux éléments extérieurs, il enregistre la fuite du temps et vieillit plus vite que notre corps.

Dans un monde occidental où l'espérance de vie ne cesse d'augmenter, rides et flétrissures sont devenues habituelles. Mais si certains s'en moquent et évoluent à l'aise dans leur rôle d'aînés, nos sociétés qui pratiquent assidûment le culte de la jeunesse ont cessé de voir dans ces empreintes les marques de la sagesse et de l'expérience, et nous acceptons de moins en moins facilement de dresser chaque matin devant le miroir l'inventaire des ravages du temps qui nous rapprochent de la fin, nous contraignant à faire progressivement le deuil de la beauté, des occasions de rencontres et de relations sexuelles. Au siècle dernier, le poète anglais Keats assimilait beauté et vérité; il conviendrait désormais de remplacer «vérité» par «jeunesse».

Les entreprises de cosmétiques ont peaufiné un langage accrocheur s'adressant à ceux que l'on appelle désormais des seniors, et le quadragénaire lui-même est amené à ressentir qu'il n'est déjà plus esthétiquement à son apogée. Rien d'étonnant, donc, à ce que les dermatologues américains, soucieux de ménager leurs clients potentiels, préfèrent de plus en plus parler de plissements dermatologiques plutôt que de rides.

Mais de tels euphémismes ne convainquent personne et nous sommes à l'affût comme jamais de la moindre nouveauté en matière de chirurgie plastique ou de produits de beauté. Les spécialistes du scalpel et les chercheurs des laboratoires spécialisés sont de nouveaux gourous pour ceux qui souhaitent voir leur image rénovée, fût-ce de façon éphémère. «Rajeunissement» est devenu le maître mot de l'industrie des cosmétiques.

Dans notre ère de progrès technologique, le consommateur se laisse aisément convaincre que de nouvelles molécules ou une chirurgie de plus en plus fine lui restituera le visage de ses vingt ans. Bien que la solution simple et instantanée n'existe pas (cela, nous le savons), nous dépensons toujours plus dans le domaine des traitements «anti-âge», qu'il s'agisse de produits de soins à appliquer quotidiennement ou d'une intervention au laser qui entraîne des désagréments non négligeables.

En définitive, le consommateur conscient auquel on aura fait miroiter des résultats mirobolants ne pourra que sortir insatisfait de l'expérience. Peut-être est-ce le prix à payer pour réaliser l'ampleur de l'emprise exercée par un marché extrêmement lucratif et séducteur qui attire chaque année de nouveaux clients.

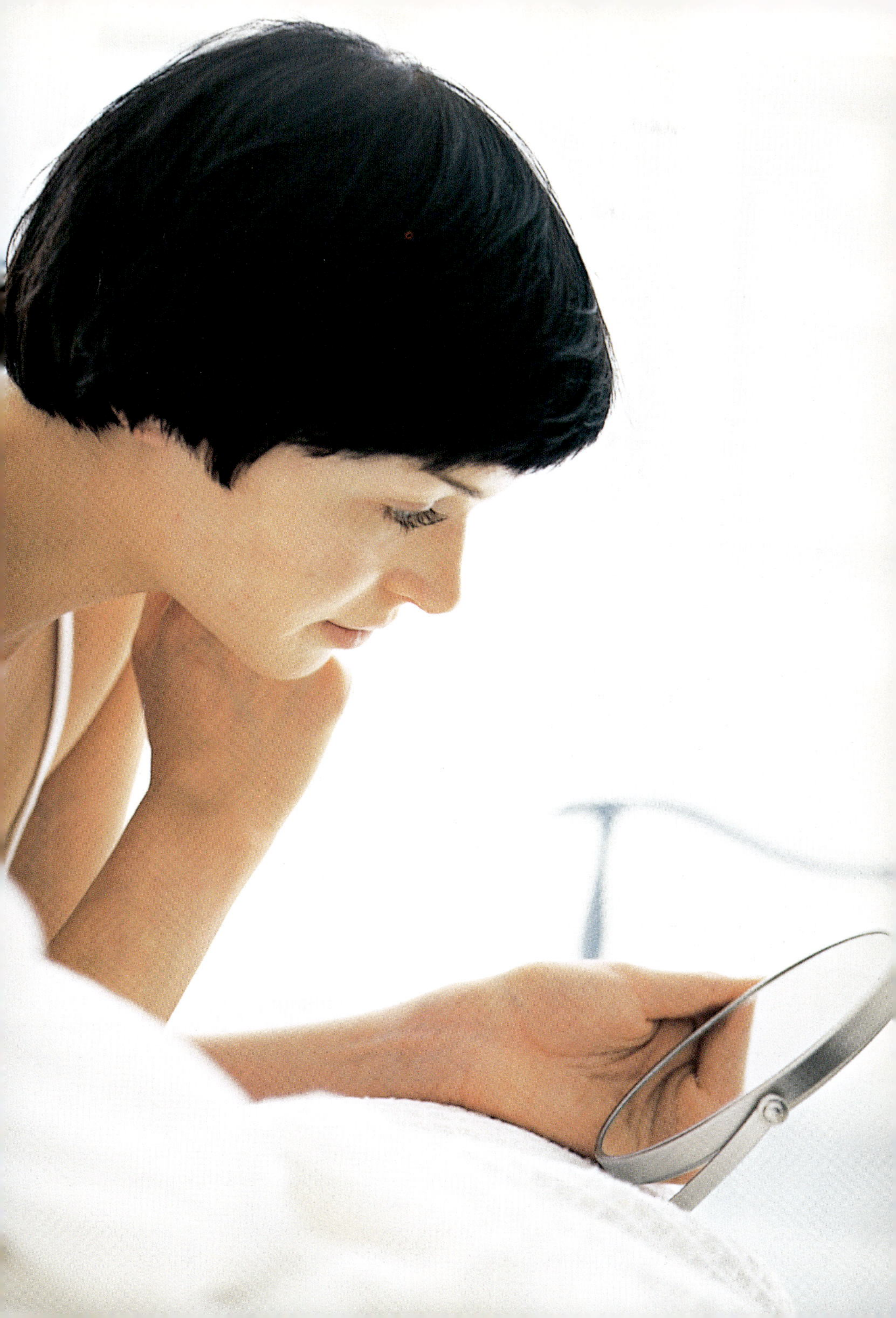

La peau

La peau, qu'est-ce que c'est ?

Un centimètre carré de peau correspond à douze glandes sébacées, dix poils, cent glandes sudoripares, un mètre de vaisseaux sanguins, deux mètres cinquante de nerfs et quelque trois millions de cellules.

Recouvrant intégralement le corps, la peau est responsable des échanges avec le monde extérieur, de la protection des organes internes, de la rétention des fluides vitaux ; elle sert également de barrière contre les agressions et les infections.

Son rôle ne s'arrête pas là. Elle régule la température corporelle, par la transpiration lorsqu'il fait chaud et en limitant les apports de sang aux extrémités par temps froid. Elle élimine les déchets qui ne peuvent être évacués par les reins, dispense nutriments et oxygène aux nerfs, aux glandes, aux poils et aux ongles. Enfin elle se charge d'émettre des signaux de douleur à destination du cerveau.

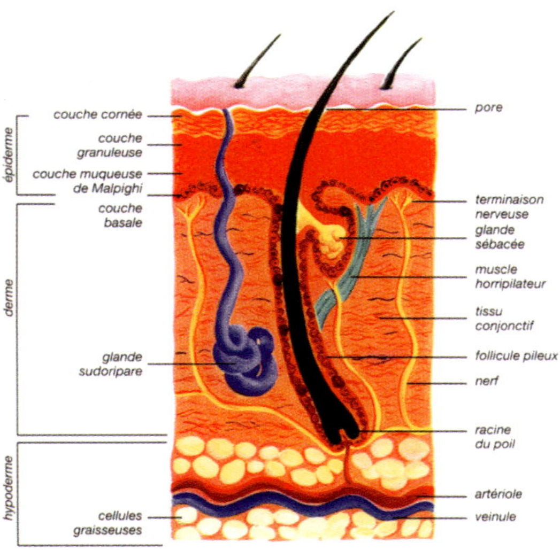

Son anatomie est à la hauteur de sa tâche : elle est dotée de follicules pileux qui sécrètent du sébum, de récepteurs nerveux ultra-sensibles, de tissus très élastiques et d'un système de régénération hautement performant. Adaptable, elle reflète les changements de saison, d'âge ou d'état d'esprit de l'individu.

Particulièrement exposée et expressive, la peau du visage est la mieux dotée. Elle possède plus de terminaisons nerveuses et de glandes sébacées, des capillaires et un grain particulièrement fins ainsi qu'une musculature très riche et très souple.

Le visage présente des zones spécialisées. Ainsi la peau des lèvres et des paupières est, elle, très fine, celle du front, de la mâchoire et du menton, épaisse ; elle est plus grasse au niveau du front, du nez et des tempes, plus sèche sur les joues et la mâchoire. Autant dire qu'il n'est pas toujours évident de choisir ses produits de beauté !

Un mois de la vie d'une cellule de la peau

Nous ne voyons en principe de notre peau que sa couche superficielle. Or, une coupe histologique (voir ci-contre) révèle un assemblage évoquant la rive herbeuse du lit d'une rivière dont tous les composants vitaux sont cachés sous la surface.

La peau se subdivise en plusieurs couches superposées ; seule la couche supérieure fait l'objet de nos soins, or en réalité, l'important se situe au-dessous.

L'assise de la peau est constituée par l'hypoderme, ferme et spongieux, qui contient des cellules graisseuses, des vaisseaux sanguins et des fibres nerveuses. Au-dessus se situe le derme, qui sert de support souple à l'épiderme et renferme les différents dispositifs d'entretien de la peau.

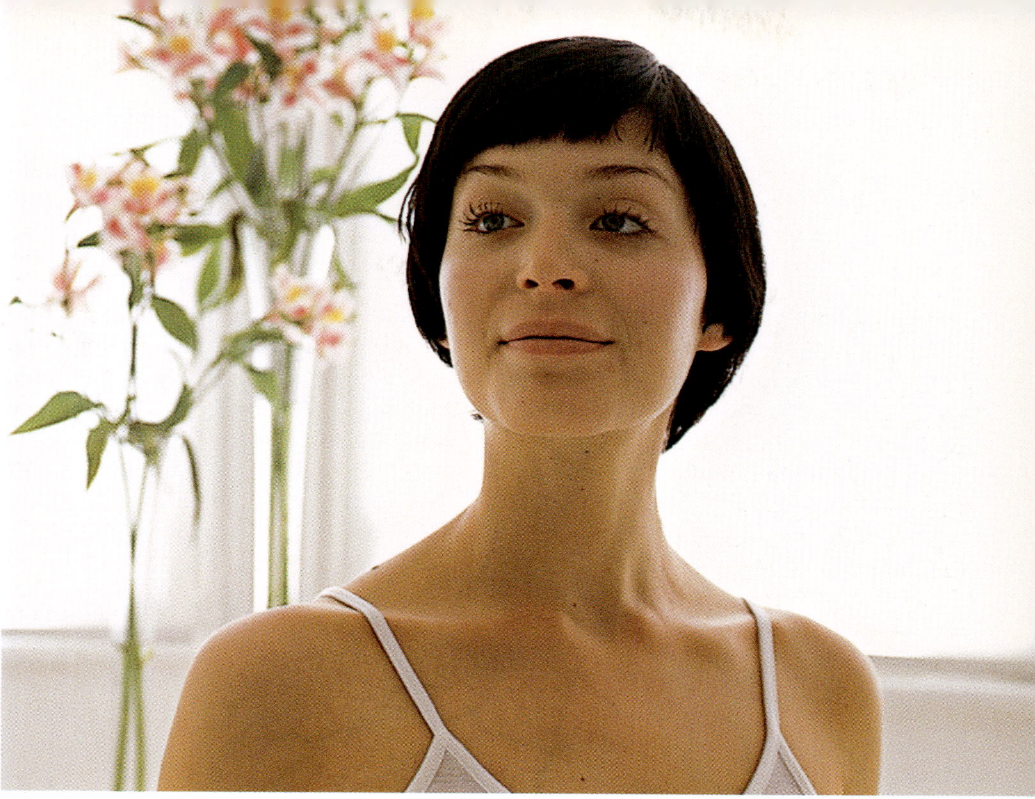

De trois millimètres d'épaisseur, le derme est formé de vaisseaux sanguins, de terminaisons nerveuses, de glandes sébacées et sudoripares et de tissu conjonctif. Plus important encore, il contient le collagène auquel revient le rôle biologique majeur d'assurer la cohésion des différents éléments, et dont le nom est aujourd'hui sur toutes les lèvres car c'est à lui que la peau doit son élasticité, sa tonicité et sa jeunesse. Comme nous le répète à l'envi l'industrie des cosmétiques, le vieillissement entraîne la diminution de la production de collagène, ce qui fait du derme l'objectif de tout fabricant de crème anti-âge.

Entre le derme et l'épiderme s'insère la couche basale où se fabriquent les cellules de la peau. Pour le seul visage, c'est par millions qu'elles sont engendrées chaque jour. Gonflées d'eau au départ, les cellules entreprennent une migration vers la surface qui dure environ trente jours – cette durée augmente avec l'âge – au cours desquels elles se transforment : leur noyau se décompose tandis qu'elles se chargent progressivement en kératine, une protéine résistante qui contribue à les aplatir et les assécher.

Lorsqu'elles atteignent la couche supérieure de l'épiderme, dite cornée, les cellules sont résistantes et squameuses, propres à constituer un revêtement protecteur corné. Une fois qu'elles ont traversé les vingt strates de la couche cornée, les cellules sont agglomérées les unes aux autres par les composés gras sécrétés à la surface de la peau. Elles y demeurent jusqu'à être détruites prématurément par les savons et les laits de toilette, ou que la desquamation s'opère naturellement et qu'elles aillent rejoindre la poussière domestique.

Au fil du temps

La peau du visage est dotée d'ingénieux dispositifs de défense, ce qui ne la dispense cependant pas de vieillir. Elle est soumise aux agressions des variations de température, des rayons du soleil, de la consommation d'alcool, de la pollution, etc., autant d'agents qui concourent à un vieillissement qu'il n'est que partiellement possible de contrecarrer (voir page 110).
A ces phénomènes extérieurs s'ajoute un vieillissement intrinsèque, essentiellement déterminé par les gènes, contre lequel nous sommes virtuellement démunis. La combinaison de ces deux types de facteurs décide de l'époque à laquelle chacun acquiert la physionomie de son âge mûr. Ce moment diffère d'un individu à l'autre, mais en termes de statistiques, voici ce à quoi il faut s'attendre aux diverses périodes de la vie.

L'enfance et d'adolescence

La peau d'un enfant possède une perfection qu'on ne peut que lui envier. Plus tard, la puberté vient bouleverser la situation, rendant la peau plus grasse et sujette aux points noirs. Esthétique mise à part, cette modification a ceci de positif que les sécrétions grasses protègent la peau de la déshydratation, lui conservant sa souplesse. C'est l'époque où les cellules se régénèrent très rapidement ; il ne leur faut alors que vingt-huit jours pour migrer de la couche basale à l'épiderme. L'adolescence dispose d'atouts qui compensent les disgracieux boutons qui lui font escorte. C'est l'âge où le collagène et l'élastine du tissu conjonctif sont toujours parfaitement imbriqués, conférant à la peau élasticité et fermeté, et si des expositions excessives au soleil ont parfois déjà lésé les tissus sous-jacents, les dommages ne sont pas encore visibles.

La vingtaine

Les rides d'expression commencent à se former, en particulier entre les sourcils, au coin des yeux et sur le front. Le renouvellement des cellules se ralentit progressivement ; il va diminuer de moitié au cours des trente années suivantes. La couche cornée s'épaissit, perd de sa souplesse. Le tissu conjonctif devient moins élastique, en particulier chez les inconditionnels des bains de soleil. La peau n'en reste pas moins fraîche, hydratée et élastique.

La trentaine

Sous l'action cumulée du soleil, de la pollution, du stress et d'un régime alimentaire souvent déséquilibré, l'épiderme commence à présenter des signes d'usure et de fatigue qu'il manifeste par un teint terne, des rougeurs, des bouffissures, etc. L'épaississement de la couche cornée et le ralentissement du renouvellement cellulaire deviennent plus évidents. Les expressions acquises creusent leur sillon jusque dans la graisse de l'hypoderme et s'y figent. Les rides s'accusent et le visage commence à s'empâter sous l'effet de la gravité. C'est à cet âge là que les individus commencent à demander aux soins de beauté de ralentir la fuite du temps.

La quarantaine

Au cours de cette décennie, le temps de migration des cellules vers l'épiderme peut atteindre quarante jours. Le teint n'est plus uni : le dispositif régissant la pigmentation connaît des dérèglements qui se traduisent chez certaines personnes par des taches brunes. La couche basale s'amincit, de sorte que les cellules retiennent moins bien l'humidité, tandis que la couche cornée continue à s'épaissir. La production de sébum, maximale pendant l'adolescence, a décliné notablement, et le remplacement cellulaire est ralenti par l'accumulation de cellules mortes à la surface de l'épiderme. Des réseaux de vaisseaux superficiels dilatés (télangiectasie) sont susceptibles de faire leur apparition, surtout sur les peaux sensibles. Le creusement des rides d'expression raconte clairement l'histoire émotionnelle de l'individu.

La cinquantaine

Chez la femme, c'est une période cruciale, marquée par la ménopause qui débute généralement au début de la décennie et se traduit par une réduction drastique de la production d'œstrogènes et simultanément de sébum. L'eau ayant ainsi la possibilité de s'évaporer plus rapidement, la peau risque de devenir sèche et squameuse.

L'épiderme continue à s'atrophier et a perdu depuis l'adolescence 20% de son épaisseur. La répartition des cellules graisseuses devient inégale, provoquant l'empâtement de tout le bas du visage. Les effets des nombreuses expositions au soleil peuvent se manifester par l'apparition de taches brunâtres, bénignes, dénommées kératoses séniles.

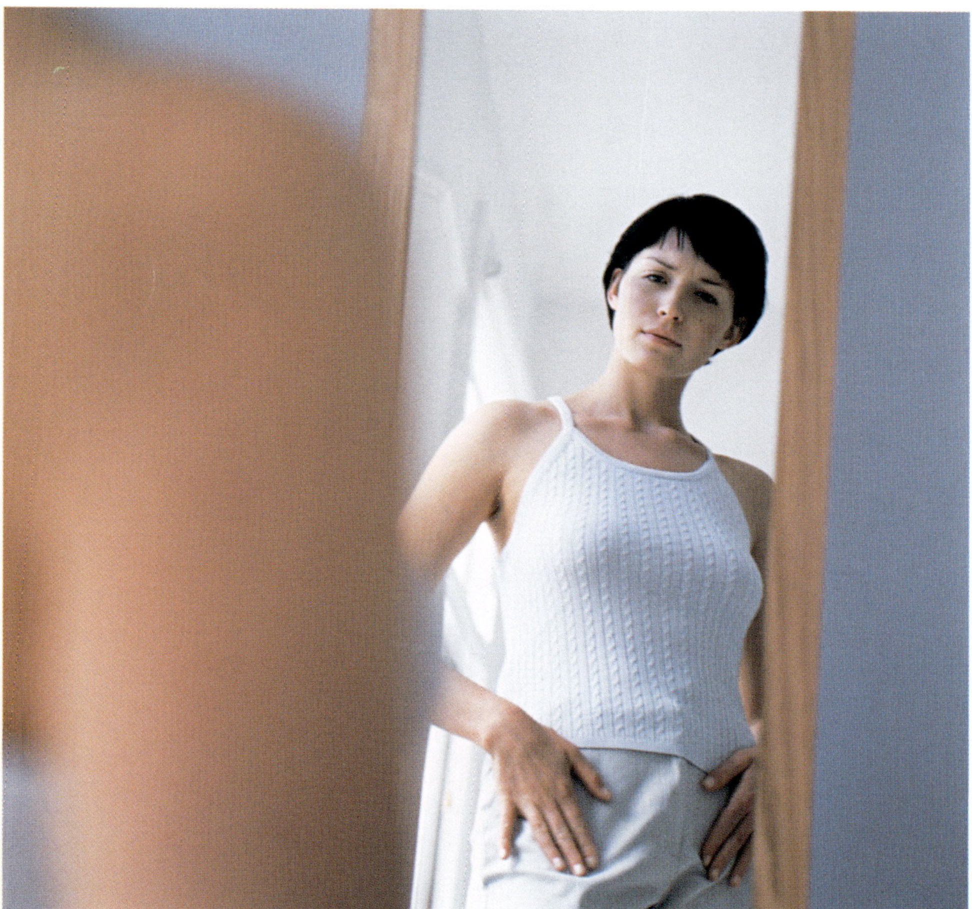

Les solutions en pharmacie

En moyenne, les femmes appliquent quotidiennement sur leur visage cinq produits de soin, et plus elles avancent en âge, plus ce nombre et les sommes dépensées s'accroissent.
L'industrie, qui sait reconnaître un marché porteur, s'est empressée de proposer au consommateur une large gamme de produits «anti-âge» pour le visage; ils comptent aujourd'hui pour un cinquième dans le chiffre d'affaires des cosmétiques. Ces produits sont souvent le fruit de longues recherches et ont été testés en laboratoire, mais qu'en est-il de leur efficacité?
Les fabricants usent de tactiques diverses pour persuader le consommateur sceptique que leur dernière trouvaille, appliquée régulièrement, gommera les méfaits de l'âge. L'une de ces astuces consiste à proposer des ingrédients que l'imagination associe à la jeunesse: vitamine E, collagène, élastine ou rétinol. Mais qui sait faire la différence entre le rétinol et l'acide rétinoïque ou vitamine A acide? Le second est utilisé exclusivement sous surveillance médicale et efface effectivement les rides, ce qui n'est pas le cas du rétinol. En ce qui concerne le collagène, il ne comble les rides qu'en injections, et l'élastine contenue dans une crème n'atteint pas le derme auquel elle est censée redonner de l'élasticité. Même chose pour la vitamine E, un additif susceptible de surcroît de provoquer des dermites.
En revanche, certains composants nouveaux répondent aux critères indiqués par le fabricant, tels les liposomes qui exercent effectivement sur la peau une action hydratante. Mais quel est le prix à payer? Si l'on suppose que les produits de synthèse sont absorbés par la peau – et ils le seraient à 50% selon certaines estimations – il y a toutes les chances pour qu'ils passent dans le sang et atteignent le foie. Or, si les préparations sont généralement formulées pour ne pas déclencher d'allergies cutanées, elles pourraient être nocives pour l'organisme.
Si une réglementation fixe le dosage maximal des agents actifs, le nombre des composants d'un produit n'est pas limité, et selon une estimation, deux kilos de produits chimiques passeraient chaque année dans le sang de l'utilisateur moyen de cosmétiques. Par ailleurs, si chaque composant est testé, il n'est pas tenu compte des éventuelles conséquences néfastes qui pourraient résulter de la combinaison des différents ingrédients.

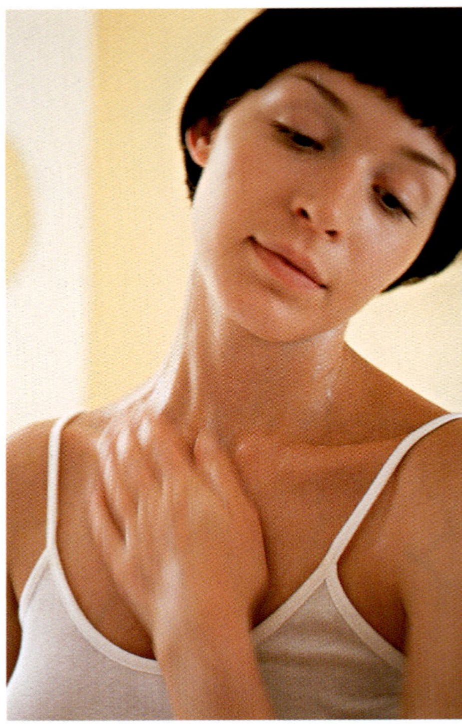

Si la nocivité pour l'organisme des produits de beauté reste encore indémontrable, il n'en va pas de même des réactions allergiques qu'ils provoquent. Dans ce domaine, le nombre de plaintes augmente proportionnellement à la multiplication des produits. C'est ainsi que 80% des femmes interrogées lors d'un sondage ont révélé une réactivité de leur visage aux produits de soin.

Lors d'un récent procès intenté par une association de défense des consommateurs et portant sur les crèmes «anti-âge», plus du tiers des quarante huit utilisatrices citées ont témoigné avoir éprouvé brûlures, démangeaisons, desquamation et sécheresse. Pourtant, les consommatrices sont persuadées ne pouvoir trouver leur salut que chez le parfumeur et, en cas de désagréments, se contentent généralement d'acheter une nouvelle crème afin de réparer les dégâts.

Parallèlement, une tendance pour les solutions naturelles prend de l'importance, de sorte qu'il se vend de plus en plus d'aliments «bio», de produits d'entretien ou de beauté qui ignorent la chimie.

Mais là encore la prudence est de rigueur. Les fabricants sont en droit de déclarer «naturel» un additif parfumé contenant au moins 1% d'une huile essentielle, sans que soient exclus par ailleurs parfums et produits de synthèse. Rien ne les force à signaler que telle huile de germe de blé ou d'avocat est issue de ces organismes génétiquement modifiés (OGM) sur lesquels la communauté scientifique continue de débattre; les entreprises les plus sérieuses s'interdisent d'ailleurs leur emploi. L'élastine peut être déclarée naturelle, y compris lorsqu'elle est extraite de tissus animaux et donc conservée chimiquement. Enfin, les crèmes à la vitamine C, censées favoriser la production de collagène, n'atteignent pas le derme qu'elles ciblent.

Hormis ces ingrédients «miracle», les crèmes de soin se composent essentiellement d'eau – produit naturel s'il en est, mais propice au développement de champignons et de bactéries, ce qui nécessite l'ajout de conservateurs, tous éminemment chimiques, et conséquemment de parfums propres à en masquer l'odeur. Or, les parfums, dans lesquels peuvent entrer plus de six cents substances chimiques, sont responsables de la plupart des réactions allergiques.

Il est possible de limiter les effets secondaires liés à une substance chimique par diminution de son dosage. C'est ce qui a été fait pour les acides de fruits. Si les cliniques usent de produits riches et efficaces (voir tableau page 19), la multiplication des incidents a contraint l'industrie à réduire le dosage des crèmes du commerce.

Ces produits «anti-âge» à l'efficacité plus ou moins discutable coûtent des sommes astronomiques. Aucune crème n'est vendue moins de quarante euros en parfumerie et certaines dépassent allègrement les cent euros. La dépense peut être justifiée si, en prenant soin de vous-même, vous vous sentez mieux dans votre peau et tenez ainsi les ans à distance, mais faites-le en sachant que les «agents actifs» ne représentent guère que 5% du produit (l'essentiel du prix de revient se répartissant entre conditionnement et publicité), et qu'un cosmétique n'offre qu'un résultat temporaire. Seules les substances utilisées sous contrôle médical peuvent se targuer d'exercer sur la peau ou tout autre organe un effet réellement durable.

chimie ou chirurgie

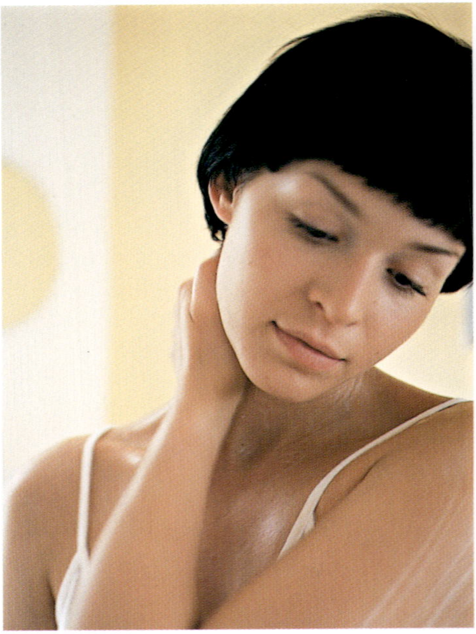

Depuis 1997, la législation impose aux industries de cosmétiques de faire figurer la composition des produits. Mais encore faut-il être un latiniste ou un pharmacologue chevronné pour déchiffrer une «euro-langue» latinisée qui brouille la distinction entre naturel et synthétique et ne dit rien de l'origine ni des effets des composants.

A priori, méfiez-vous des longues listes de noms. Un dermatologue de renom ne craint pas d'affirmer qu'un produit affichant plus de trois agents actifs ne peut se montrer à la hauteur de ses prétentions, et un autre que si vous êtes incapable de prononcer le nom d'un produit, soupçonnez-le d'emblée de faire plus de mal que de bien.

La législation européenne autorise plus de 3 000 substances chimiques à usage cosmétique. Certaines sont anodines, d'autres moins ; en voici quelques-unes.

Le propylène glycol: liquide transparent aux propriétés hydratantes, mais qui provoque souvent des allergies cutanées.

Le sulfate de sodium lauryl (ou laureth), (SLS): détergent, émulsifiant et agent mouillant. Souvent desséchant et irritant car il s'attaque aux protéines de la peau.

La diéthanolamine (DEA) et la triéthanolamine (TEA): agents mouillants susceptibles de constituer des nitrosamines, potentiellement carcinogènes, et du formaldéhyde, une substance hautement allergène, qui peut de surcroît provoquer chez l'animal des mutations génétiques, et qui a été interdite au Japon et en Suède. Par ailleurs, des conservateurs tels «2-bromo-2-nitropropane-1» et «3-dio» (communément appelé bronopol) présentent le même inconvénient.

Le paraben: conservateur présent dans le tiers des cosmétiques. Soupçonné d'être carcinogène, il est interdit au Japon. Il existe à l'état naturel, mais les fabricants en utilisent des formes synthétiques tels que le butyle-, l'éthyle-, le méthyle- et le propylée- paraben.

Les parahydroxybenzoates: agents conservateurs et anti-fongiques qui provoquent des réactions allergiques et dont l'interdiction est envisagée aux Etats-Unis.

L'imidazolidinyl urea (ou hydantoïne): dérivé de l'alcool de bois, il est utilisé dans la synthétisation des lubrifiants; susceptible de provoquer des nausées, il est carcinogène chez l'animal. Il peut également produire du formaldéhyde.

L'acide stéarique: acide gras de consistance cireuse souvent présent dans les crèmes de beauté mais susceptible de provoquer des irritations.

La lanoline : dérivée du suint de mouton, elle peut contenir des pesticides carcinogènes susceptibles de passer dans le sang, dans la mesure où elle est liposoluble.

Le quaternium-15 : fréquemment responsable de dermites sur les peaux réactives aux substances chimiques.

L'acide borique : bactéricide et fongicide fréquemment présent dans les lotions rafraîchissantes pour la peau, il peut s'avérer toxique. Le talc contenant de l'acide borique est à éviter chez l'enfant de moins de trois ans.

L'alcool benzylique : conservateur de nombreuses crèmes de beauté, il constitue une cause fréquente d'hypersensibilité.

Le butylated hydroxy anisole (Bha) et le butylated hydroxy toluène (Bht) : antioxydants très courants, mais qui, appliqués régulièrement, peuvent déclencher à retardement une hypersensibilité.

Le tocophérol et l'acétate de tocophérol : antioxydants courants, susceptibles de provoquer des dermites.

Le bleu n° 1 et le vert n° 3 : deux couleurs artificielles, reconnues comme carcinogènes.

Des mesures drastiques

L'arrivée massive sur le marché de nouvelles crèmes de soin au cours des dernières années n'a pas endigué le flot des adeptes de solutions radicales.

Quelles que soient leurs motivations, les hommes comme les femmes sont plus disposés que jamais à affronter des jours, voire des semaines de désagréments et de confinement pour soustraire quelques années à leur visage, que ce soit par des moyens chimiques, mécaniques ou chirurgicaux. La jeunesse s'achète de multiples manières, et ceux qui acceptent d'en payer le prix sont de plus en plus nombreux.

Du laser à la dermabrasion, l'innovation technologique entretient la demande, avec des résultats parfois peu durables qui imposent de renouveler l'intervention tous les ans ou les deux ans.

Les femmes constituent l'énorme majorité (mais plus l'exclusivité) de la clientèle des spécialistes de chirurgie plastique. Dans chacun des pays européens, c'est par dizaines de milliers que sont pratiquées annuellement les interventions de type esthétique. Des chiffres qui ne tiennent pas compte de celles qui envisagent une éventuelle intervention, et qu'une enquête récente effectuée en 1999 sur des femmes de moins de quarante ans évalue à une sur quatre. Bon nombre d'entre elles ne franchissent d'ailleurs pas le seuil décisif une fois informées par le chirurgien sur ce qui les attend (voir tableau page 19).

Si vous êtes de celles qui ne se laissent pas facilement dissuader, commencez par consulter la page 46 de cet ouvrage. Pratiquée préalablement à une intervention chirurgicale, la gymnastique faciale peut en améliorer et en prolonger le résultat de manière significative.

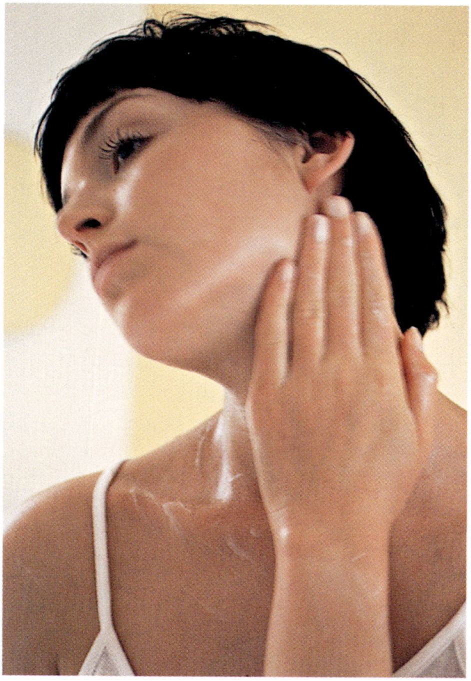

Quelle solution choisir ?

Il est tentant de se laisser séduire par la perspective d'interventions ou de traitements réputés effacer les rides ou faire disparaître les bajoues. Si la publicité en ce domaine joue sur notre vanité et notre indolence, il faut savoir qu'il ne s'agit là que de mesures superficielles et à court terme, ne faisant que retarder l'inexorable processus du vieillissement. Il est possible de combler les rides par du collagène, la peau se régénère consécutivement à un peeling ou à un lifting . Les principaux procédés chirurgicaux, chimiques ou mécaniques disponibles pour ce faire sont répertoriés dans le tableau ci-contre.

Mais il serait beaucoup plus efficace d'agir d'emblée sur la couche sous-jacente de la peau, de façon à la préserver et à prévenir l'apparition des rides et autres affaissements. En ce qui concerne le visage, deux règles d'or sont à respecter: conserver des muscles fermes et toniques et permettre au tissu conjonctif qui les gaine de se détendre et de garder sa souplesse.

Des lunettes vibrantes à usage domestique aux tiges « basse fréquence » réservées aux instituts de beauté, le marché n'est pas en reste de matériel censé s'acquitter à votre place de ces deux tâches. Mais vous pouvez obtenir d'aussi bons résultats – d'ailleurs plus durables – en prenant quotidiennement soin de vous-même sans avoir à recourir à quelque machine que ce soit. Vos mains, quelques gouttes d'huiles végétales ou essentielles, un miroir et un minimum de persévérance suffiront.

En pratiquant massage et gymnastique faciaux, vous conserverez un visage en bon état plus longtemps que la plupart des gens. Ajoutez à cela un décrassage périodique de votre organisme et une alimentation appropriée, et vous pourrez bénéficier d'un teint rayonnant, que vous conserverez par une hydratation régulière externe et interne.

Quelques minutes par jour suffiront à faire le maximum de ce qui est possible dans la lutte contre l'usure du temps. Parallèlement, vous ferez ainsi l'économie des heures passées dans les boutiques de cosmétiques à hésiter entre les multiples crèmes anti-rides et autres gels raffermissants.

Plutôt que de faire l'achat d'un fond de teint destiné à cacher une peau terne, constituez-vous une carnation naturelle mise en valeur par une musculature tonique. Au lieu d'user votre énergie à découvrir la dernière trouvaille cosmétique en matière de lutte contre les pattes d'oie, pratiquez des exercices oculaires. Au pinceau à blush, préférez la stimulation de la circulation qui rosit les pommettes. Laissez de côté les crèmes hydratantes ultra-sophistiquées ; tournez plutôt le robinet de votre lavabo. Enfin, au lieu de les masquer, lissez délicatement vos rides du bout des doigts.

Vous devrez inévitablement vous réserver un moment dans un emploi du temps souvent chargé, mais l'effort en vaut la peine. Cinq minutes quotidiennes consacrées à la gymnastique, quatre au massage, une à la toilette, et les résultats continueront à se refléter l'année suivante dans votre miroir.

En suivant le programme proposé dans cet ouvrage, vous serez certes privé de la sensation de luxe que l'on éprouve à être choyé dans un institut de beauté, et les étagères de votre salle de bains ne s'orneront pas de flacons ou de tubes à l'esthétique sophistiquée, mais vous y gagnerez un teint et une peau que beaucoup vous envieront.

Procédé	Descriptif	Avantages	Inconvénients
Lifting	La peau est incisée, décollée, retendue sur le visage, et le surplus éliminé. Les muscles peuvent également être retendus et partiellement retaillés pour certains afin d'empêcher la formation ultérieure de rides profondes.	Améliore le modelé du visage et élimine les rides superficielles. Après disparition des marques de contusion et cicatrisation, l'amélioration est immédiatement évidente et persiste six à dix ans. Si certaines zones du visage seulement sont concernées, on pratique une intervention plus légère visant, par exemple, à retendre le front ou les paupières.	Renouvelé à plusieurs reprises, le lifting a tendance à figer les traits du visage, qui y perd en expressivité. Il comporte un faible risque d'endommagement des nerfs. Une peau trop tendue produit un effet de masque. La réduction de surface de la peau peut entraîner une moins bonne circulation de l'oxygène et des nutriments.
Laser	L'épiderme et une partie du derme sont détruits par la brûlure d'un rayon laser de type chirurgical.	Grâce à des instruments optiques grossissants, les rides peuvent être très précisément ciblées et la profondeur de l'ablation contrôlée. Le procédé donne de bons résultats sur les fines rides : pattes d'oie, lèvre supérieure…	Douleur, enflure et croûtes peuvent persister jusqu'à dix jours. Puis la peau rosit et ne retrouve sa carnation naturelle qu'après trois ou quatre mois. Des inégalités de pigmentation sont possibles, surtout si le sujet s'expose régulièrement au soleil. Peu efficace sur les rides profondes (entre les sourcils ou aux commissures des lèvres, par exemple). La réactivité aux cosmétiques peut se trouver accrue. Les démarcations peuvent être visibles si l'intervention n'est pas effectuée par un expert.
Dermabrasion	L'épiderme et la partie supérieure du derme sont mécaniquement érodés par l'action d'une brosse métallique rotative ou d'une roulette en diamant. Après cicatrisation, la peau est plus épaisse et rechargée en collagène et en élastine.	Efficace sur les ridules de la lèvre supérieure.	Mêmes inconvénients que le laser, auxquels s'ajoutent des saignements plus abondants et un effet qui s'évalue en mois.
Exfoliation (peeling)	Procédé chimique consistant à détruire l'épiderme par application d'une substance acide. La peau se régénère ensuite comme dans le procédé précédent.	On utilise des produits plus ou moins actifs en fonction de la profondeur des rides. Le procédé le moins agressif et le plus utilisé est le peeling à l'alpha-hydroxy-acide ou acide glycolique (un acide de fruits) ; c'est le plus rapide et le moins douloureux, mais les résultats s'en ressentent. Le peeling au phénol est le plus efficace, mais provoque fréquemment une dépigmentation.	L'application de la substance doit être renouvelée trois fois dans la journée. L'opération consistant à retirer l'emplâtre est douloureuse. La peau reste rouge, desquamante et enflée pendant un mois après un peeling léger, plusieurs mois après un peeling profond. Du fait de l'élimination des cellules pigmentaires de l'épiderme, toute exposition au soleil présente à terme un risque de défauts de pigmentation. A déconseiller sur le cou, qui cicatrise mal.

Procédé	Descriptif	Avantages	Inconvénients
Injection de collagène	Les rides sont comblées par injection de collagène animal. Le résultat est immédiat et la production de collagène par l'organisme se trouve stimulée durant quelques mois.	Le procédé évite les problèmes de cicatrisation et procure une amélioration immédiate, mais des taches rouges peuvent faire leur apparition quelques heures après l'intervention.	L'amélioration n'excède pas quelques mois, et jusqu'à trois injections peuvent être nécessaires. Des réactions allergiques sont possibles. Il est conseillé de conserver un visage figé pendant les quatre heures suivant l'intervention.
Injection de graisse	Le praticien prélève de la graisse au niveau de l'estomac ou dans la cuisse sous anesthésie locale. Débarrassées du sang et des fluides en excès, les cellules graisseuses sont injectées dans les rides, suscitant autour d'elles la production de collagène.	Méthode adaptée aux rides profondes et dépourvue de risques d'ordre allergique.	Du fait de la nécessité d'implanter un grand nombre de cellules graisseuses, le visage est rouge et bouffi pendant des semaines, voire des mois. A moyen terme, une forte proportion des cellules disparaissent. Plus onéreux que l'injection de collagène ou de silicone.
Injection de silicone	La silicone est injectée au creux des rides. L'organisme produit alors du collagène qui gaine la silicone, comblant le sillon.	La silicone se fixant dans le tissu, le résultat est permanent. Adapté aux rides profondes (front et commissures des lèvres).	Le risque existe que la silicone migre vers d'autres parties du corps, ce qui a poussé de nombreux praticiens à abandonner ce procédé, d'ailleurs interdit aujourd'hui aux Etats-Unis.
«Hibernation» botox	En injectant dans le muscle de la toxine botulique, on le paralyse de sorte que les sillons ne peuvent plus se creuser. Utilisé particulièrement sur les muscles qui froncent.	Très efficace pour les rides du front.	Rend le visage moins expressif et ne dure que trois ou quatre mois.

Une approche nouvelle

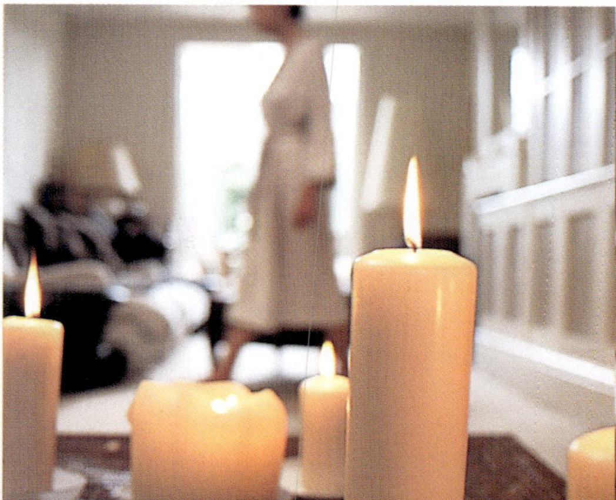

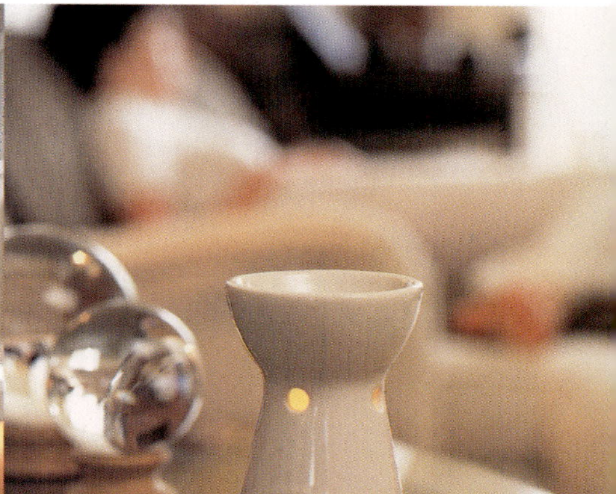

Le toucher et les méridiens

Le toucher est un instinct primitif dont l'homme retire des bienfaits physiques indéniables. Le fait de serrer ou de presser un quelconque point du corps active la circulation dans la zone concernée, et lorsque deux personnes s'enlacent avec affection, elles en éprouvent une sensation de détente.

Notre visage est pourtant un grand oublié dans ce domaine. Il nous arrive accidentellement d'en chasser un corps étranger ou de nous tenir le front dans un moment de trouble, mais nous n'avons pas véritablement pour habitude de porter les mains à notre visage pour en prendre soin. Nous le traitons plutôt comme un objet décoratif sur lequel nous pratiquons traditionnellement diverses manœuvres ornementales et conservatrices.

Le visage, comme toute autre partie du corps, réagit bien au toucher. Mieux même car il est très richement doté en muscles et en terminaisons nerveuses. Si, au restaurant, vous ressentez un choc sur le tibia, vous ne pouvez décider à coup sûr s'il s'agit de la chaussure baladeuse de votre voisin d'en face ou du pied de la table, tandis que le visage identifie la nature du contact et en enregistre l'intensité. Lorsque le geste est délicat, il réagit positivement.

Richement innervé également, le bout des doigts est doué d'une grande sensibilité. Nombreux sont les masseurs qui considèrent les mains comme particulièrement adaptées à la transmission du magnétisme corporel, auquel les médecines orientales traditionnelles accordent un pouvoir guérisseur. Les mains et le visage constituent donc un excellent couple thérapeutique.

La médecine chinoise élargit ce champ de sensibilité jusqu'aux pieds. L'acupression envisage le corps comme parcouru sur toute sa longueur par un réseau de « méridiens » – canaux invisibles qui véhiculent l'énergie. Il est possible d'agir sur cette énergie à partir de points stratégiques situés sur les différents méridiens, dont les terminaisons se situent pour la plupart dans le pied et sur le visage, ce qui confirme l'importance de ces éléments dans le contact sensuel.

Le toucher est donc à même d'apporter un soulagement au visage de multiples manières. Mais si votre principal souci est le vieillissement de la peau, vous serez principalement intéressé par les effets que peut exercer le massage sur le tissu conjonctif.

Le tissu conjonctif se situe entre les diverses couches du derme et le muscle (voir schéma page 10). Plus riche sur le visage en fibres élastiques qu'il ne l'est dans d'autres parties du corps, il est en principe souple et élastique, bien que la tension, ainsi que l'âge dans une certaine mesure, en viennent amoindrir les qualités. Les interstices entre les fibres conjonctives sont comblés par une substance fondamentale albuminoïde (substance collagène). Au fil du temps, les chaînes de molécules constitutives de ce « gel » s'agglomèrent, la substance fondamentale durcit et se rigidifie.

Les muscles y perdent en liberté d'action et leur moindre mobilité présente quatre effets négatifs :

- Ils sont moins aptes à s'étirer et à se détendre.
- Ils sont moins facilement mobilisables. Aussi, la personne tendue (et qui ne l'est pas de nos jours ?) devrait-elle systématiquement faire précéder les exercices de gymnastique faciale d'un massage du visage.
- La rigidité musculaire tend à incruster définitivement dans les traits du visage les expressions habituelles. Dans notre monde moderne, ce sont souvent des expressions de nervosité et de contrariété – qui tirent les tissus vers le bas et vieillissent le visage.

• La raideur des fibres conjonctives porte essentiellement préjudice aux muscles les plus sophistiqués, ceux qui contrôlent le mouvement des yeux et des lèvres – des régions où la peau est particulièrement fine et les glandes sébacées peu nombreuses et où les rides laissent donc facilement leur empreinte.

En détendant le tissu conjonctif, le massage léger libère de l'espace, redonnant aux muscles les moyens de s'exercer librement et de se détendre (voir « Lifting digital », page 119).

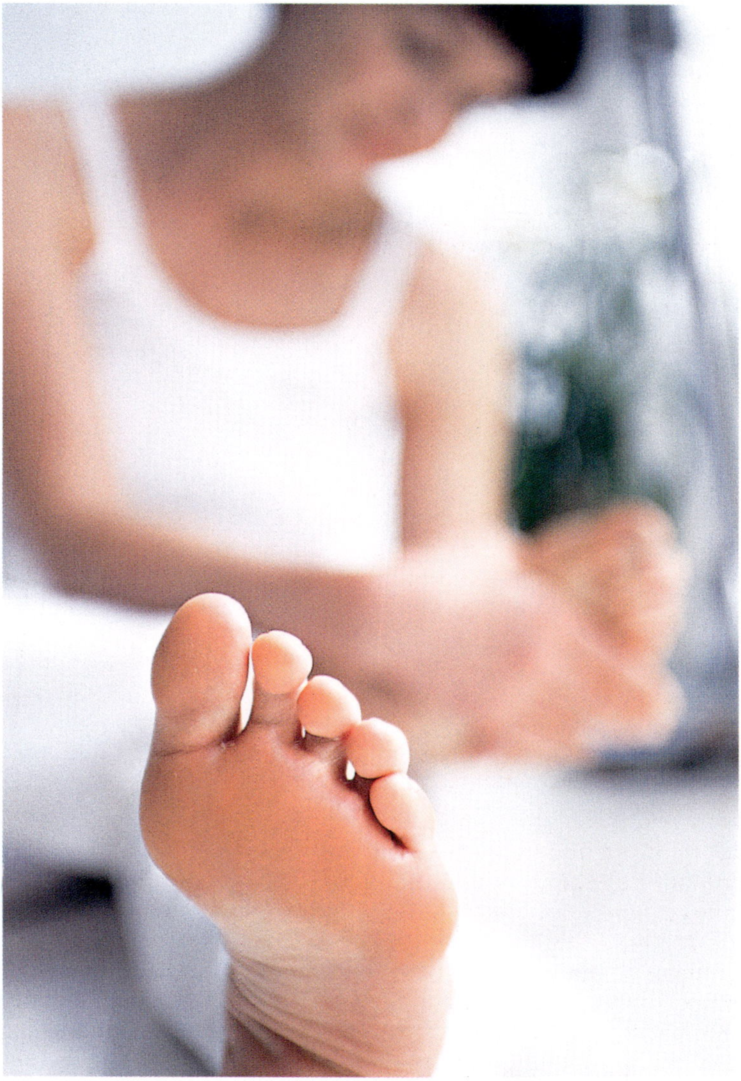

Changez de tête

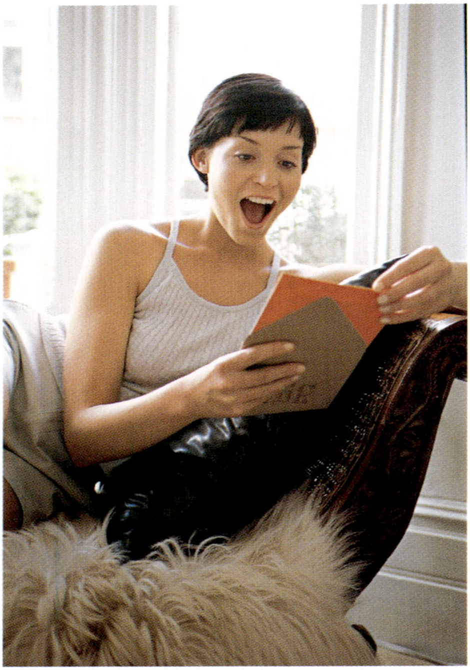

La tension peut se lire sur différentes parties du visage, en particulier les mâchoires, le front et les yeux. Elle saute parfois aux yeux sous la forme d'un menton rentré ou pointé en avant en permanence, de sourcils sempiternellement froncés, d'yeux toujours mi-clos. Il ne faut donc pas s'étonner de voir se multiplier les doubles-mentons, les bajoues, les fronts labourés, les commissures de lèvres tombantes et les pattes d'oie.

La tension peut se trouver concentrée en un point particulier du visage, en raison de la personnalité, d'une mimique acquise de longue date et même de la profession de l'intéressé. Elle y grave alors profondément le vécu de la personne et ses habitudes... ainsi que son âge. Il en ressort que plus tôt vous dénicherez vos angoisses là où elles se terrent, moins vous aurez de difficultés à en minimiser les effets sur votre peau.

Difficile d'échapper à la tension et au stress : la personne qui ne fronce que rarement les sourcils est exceptionnellement chanceuse, à moins qu'elle ne vive sous tranquillisants. Mais à partir du moment où vous restituez aux muscles leur marge de manœuvre par de délicates pressions, ils reprennent plus volontiers leur place une fois la tension évacuée, laissant moins de chances aux rides.

Dès l'instant où vous éliminez de votre visage la tension résiduelle, votre teint s'unifie et votre visage s'éclaire. Comme dans toute thérapie physique ou psychologique, l'effet est cumulatif, de sorte que vous pouvez, par de l'auto-exercice régulier, faire reculer quelque peu le temps.

Sachez reconnaître les signes de tension sur votre visage

Vous ne pouvez prétendre gommer les causes de tension inhérentes à la vie quotidienne mais vous pouvez en prendre conscience. La plupart d'entre nous froncent les sourcils, grincent des dents ou pincent inconsciemment les lèvres des centaines de fois par jour. Et c'est parce qu'elles sont répétitives que ces manies marquent aussi spectaculairement le visage.

En prenant conscience du geste que vous êtes en train d'accomplir, vous pouvez limiter la durée de la tension musculaire engendrée et accorder ainsi du répit à votre peau.

Votre moral y trouvera également son compte. Comme l'affirment la plupart des praticiens de thérapies d'appoint, il existe une interaction étroite entre la manière dont nous traitons notre corps et notre état émotionnel. Remplacez les froncements de sourcil par des sourires, et même s'il s'agit là d'une démarche volontariste, vous déclencherez ce faisant la libération par le cerveau de ces filtres de bonne humeur que sont les endorphines et la sérotonine.

Comme dans toute démarche visant la modification d'un comportement acquis, il n'est pas inutile de disposer de quelques « trucs » auxquels faire appel en cas de besoin. En voici plusieurs :

• Dès que vous sentez la tension gagner votre visage, interrogez-vous sur l'enjeu de votre colère ou de votre anxiété. Si vous le jugez valable, agissez de manière à régler le problème. Dans le cas contraire, respirez profondément en vous concentrant sur votre respiration. Efforcez-vous ensuite de tourner la page et de passer à quelque chose de positif.

• Etudiez les autres et observez leurs mimiques inconscientes, de celui qui trépigne à la caisse d'un supermarché à celle qui court, lourdement chargée, à la poursuite d'un bus. Vous porterez souvent sur eux un jugement négatif, ce qui devrait vous aider à rectifier votre propre comportement.

• Lorsque toute autre manœuvre a échoué, appliquez-vous au-dessus du nez un morceau d'adhésif : vous ne pourrez ainsi plus froncer les sourcils sans ressentir une gêne qui vous alertera systématiquement.

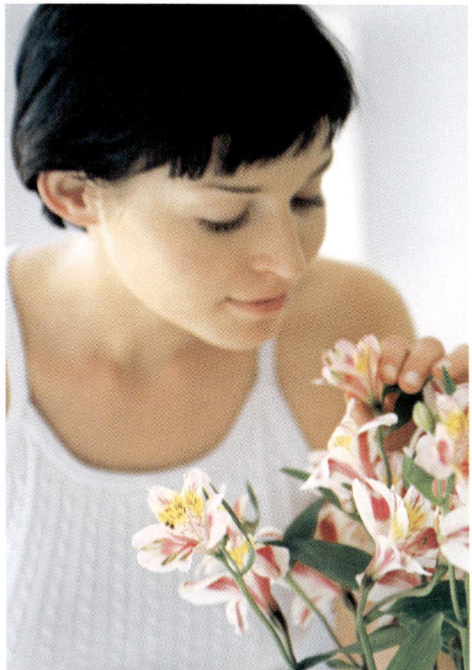

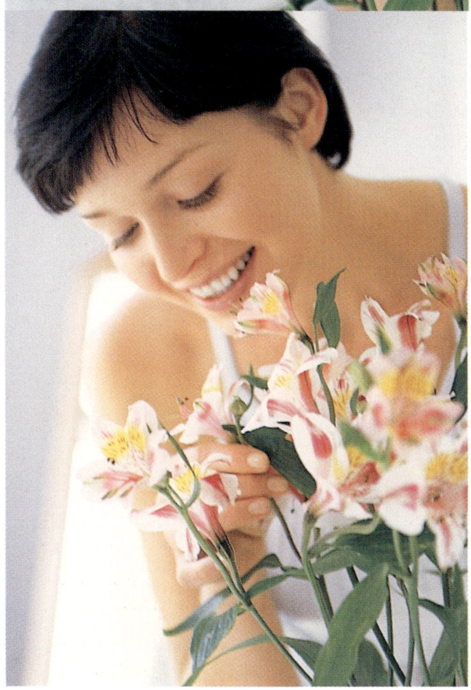

Sur la bonne voie

Si vous avez le courage d'affronter votre miroir au saut du lit, vous y verrez un visage légèrement plus pâle, plus gonflé et plus marqué que d'ordinaire. Vous pouvez sans honte vous défausser sur le contact avec votre oreiller de la responsabilité de quelques plis disgracieux, quant à la pâleur et aux bouffissures, elles sont imputables à un ralentissement nocturne de la circulation.

En effet, lorsque le corps se trouve au repos complet, il met un frein aux dispositifs de distribution de la lymphe et du sang à travers l'organisme. Le rythme cardiaque se ralentit, la tension artérielle baisse et le flux lymphatique se réduit notablement.

Objet d'une moindre attention que le sang, la lymphe joue pourtant un rôle majeur, en particulier en ce qui concerne l'état de la peau. Tandis que les vaisseaux sanguins véhiculent nutriments et oxygène, le système lymphatique assure l'élimination des déchets. Il se comporte comme un système d'irrigation qui débarrasse les tissus des toxines.

Durant la nuit, la moindre élimination se traduit par une accumulation des déchets, responsables, entre autres, des bouffissures qui se manifestent sur le visage et plus particulièrement sous les yeux; parallèlement, la relative pâleur matinale est due au ralentissement de la circulation sanguine.

Le sommeil n'est d'ailleurs pas l'unique responsable de ce ralentissement. Dans la journée, le manque d'exercice physique, une alimentation déséquilibrée, des mouvements respiratoires d'ampleur insuffisante et une surexposition à la pollution – autant d'aléas de la vie moderne – entravent l'action de la lymphe et la circulation sanguine.

Rien de mieux que le massage pour activer la circulation. Un teint rosé témoigne d'emblée de son action bénéfique sur la circulation sanguine. Son effet sur le système lymphatique est moins immédiatement visible, mais vous pouvez déduire d'un teint plus coloré qu'il a été également stimulé, dans la mesure où les vaisseaux lymphatiques sont les plus proches de la surface de la peau (voir pages 76-7). A plus long terme, l'efficience de la circulation lymphatique se répercute sur le système immunitaire et sur la clarté du teint. Les points de convergence des vaisseaux lymphatiques se situant pour moitié dans le cou, le fait de les désengorger a un effet immédiat sur la peau du visage.

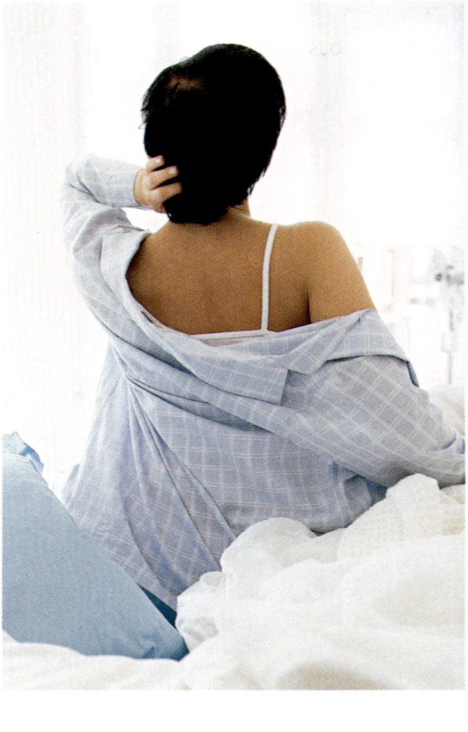

De la douceur avant toute chose

Les muscles du visage sont extrêmement délicats, et ce parce que, à l'exception du muscle frontal (voir page 53), ils ne sont rattachés aux os que par une extrémité, tandis que l'autre s'insère sur le tissu conjonctif et le muscle. Le muscle qui permet de loucher, par exemple, est relié en haut à un os, mais se fond en bas dans le tissu cutané.

Dans le reste du corps, les muscles sont reliés aux os par des tendons à leurs deux extrémités, ce qui leur confère résistance et robustesse. Les muscles du mollet ou de l'avant-bras, par exemple, disposent d'un ancrage particulièrement sûr, ce qui n'est pas le cas des muscles faciaux. En revanche, ces derniers y gagnent une souplesse et un degré de liberté qui autorisent une très large gamme d'expressions. En contrepartie, s'ils sont trop fortement ou trop fréquemment sollicités, ils finissent par se relâcher. Là encore le massage peut beaucoup, à condition toutefois de n'être pratiqué ni trop fréquemment ni trop énergiquement, sous peine de favoriser l'élongation des muscles.

Le problème ne se pose pas chez les jeunes; tels des élastiques neufs, leurs muscles reprennent fidèlement leur forme après étirement. Mais l'élasticité de la peau – encore qu'il n'y ait pas égalité parfaite entre les individus en ce domaine – diminue avec le temps. Plus ou moins tardivement, les muscles faciaux finissent par se comporter comme de vieux caoutchoucs desséchés oubliés au fond d'un tiroir.

Non seulement le vieil élastique soumis à un étirement excessif ne retrouve pas ses dimensions premières, mais il peut même se rompre. De la même façon, les fibres élastiques du tissu conjonctif et des muscles perdent de leur ressort avec l'âge. Leur rupture, lorsqu'elle se produit, n'est pas douloureuse mais irrémédiable. D'autres fibres imbriquées dans ces dernières continuent de faire leur office, de sorte que la perte de mobilité est limitée, mais les petites ruptures du tissu sous-jacent se traduisent par une moindre tonicité et l'apparition de rides superficielles.

Dans tout acte concernant le visage, il faut tenir compte de la fragilisation des muscles et des tissus adjacents liée à l'âge. Le cuir chevelu, lui, affectionne les massages vigoureux – massages dont le visage peut d'ailleurs tirer de nombreux bénéfices (voir page 120).

Le massage doit se faire particulièrement doux en ce qui concerne les peaux sensibles, plus sujettes que d'autres à des « ruptures de vaisseaux », qui n'en sont pas véritablement mais y ressemblent car les vaisseaux, particulièrement proches de la surface, sont plus visibles. Sur ce type de peau, les huiles de massage sont à utiliser avec parcimonie, car elles risquent, en pénétrant profondément dans les fins pores, de les obstruer et de les empêcher de se refermer.

Le massage léger présente également l'avantage de stimuler le système nerveux parasympathique, responsable du déclenchement des fonctions liées à la relaxation : respiration lente, abaissement de la tension artérielle, ralentissement du rythme cardiaque, diminution de la sécrétion d'adrénaline et augmentation de la production d'endorphines.

Créez l'ambiance

Le massage est censé détendre à la fois le corps et l'esprit, et il est d'autant plus efficace pour l'un comme pour l'autre qu'il s'effectue dans une ambiance appropriée.
Il importe pour chacun de créer l'ambiance qui rendra le massage relaxant. Quatre facteurs sont à prendre en compte.

La lumière : l'obscurité, à laquelle s'attache d'ailleurs toute une mythologie, a sur l'homme un effet sédatif. Elle exerce une action sur l'hypothalamus, une région primitive du cerveau qui régit, entre autres fonctions, celle du sommeil-éveil. Le globe oculaire constitue un point important du visage, car il se montre plus rapide que tout autre organe sensoriel à capter et retransmettre au cerveau les manifestations de tensions musculaires. C'est ce qui justifie que vous tiriez les rideaux en prévision d'un massage diurne. La nuit venue, une unique source de lumière douce fera parfaitement l'affaire.

Le bruit : puissant stimulant nerveux, il fait grimper le taux d'adrénaline dans le sang. Mieux vaut donc choisir comme « salon » de massage la pièce la plus calme de la maison. Ce qui n'exclut pas un fond de musique douce, aux vertus tranquillisantes.

Les odeurs : le sens de l'odorat dépend directement du système limbique situé dans une région primitive du cerveau, qui opère au niveau de l'inconscient. Dans le domaine des senteurs comme dans d'autres, l'excès est néfaste ; en revanche, vous pouvez créer une ambiance délicatement parfumée propre à s'associer aux effets relaxants du massage.
Le plus simple consiste à faire brûler des huiles essentielles dans la pièce. Au nombre des essences favorites des masseurs figurent la lavande, la bergamote, le petit-grain, le bois de santal et l'ylang-ylang (voir page 35).

La température : le chauffage central engendre généralement une ambiance trop chaude, contraire à une bonne circulation sanguine et entraînant une déshydratation de la peau. La température d'une maison ne devrait pas dépasser en principe 18 °C, à l'exception toutefois du « salon » de massage, car les muscles ont besoin de chaleur pour se décontracter.
En dépit de ses vertus vérifiées, le massage – qu'il soit oriental, occidental, vigoureux ou léger – ne peut à lui seul régénérer votre visage. L'exercice physique doit lui faire escorte, comme c'est le cas pour toute autre partie du corps.

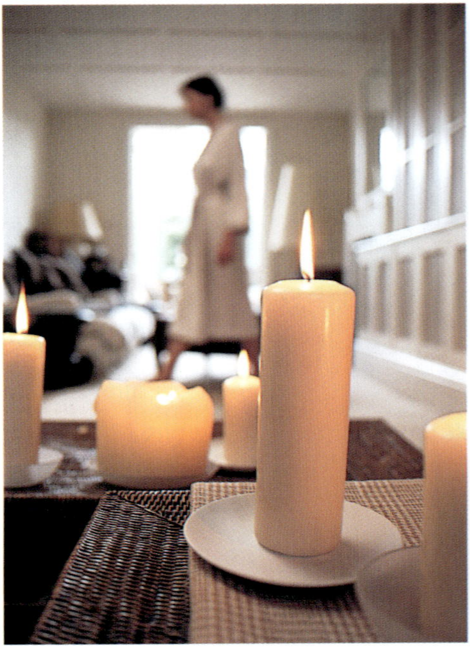

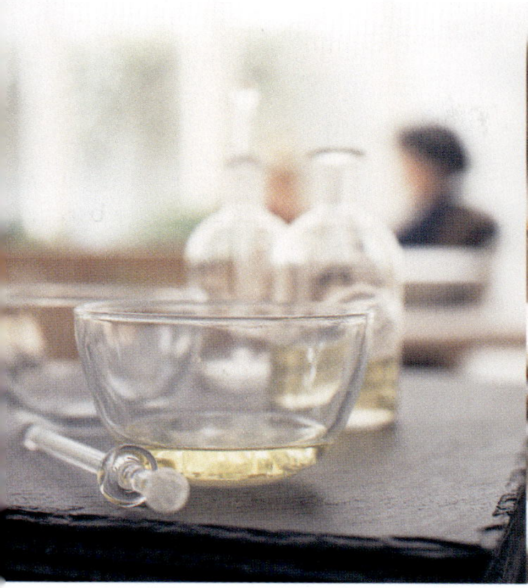

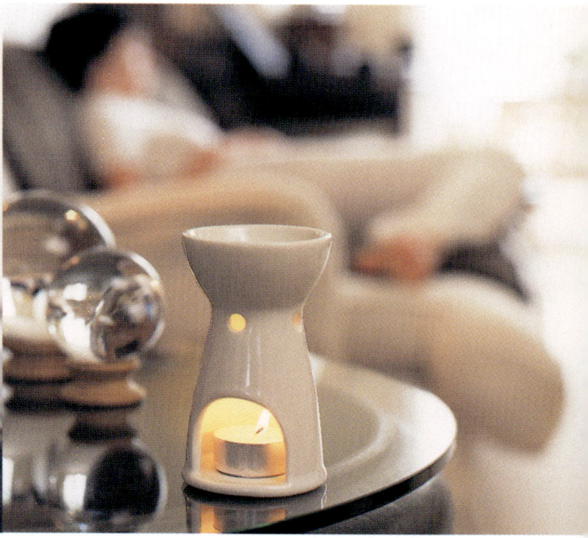

Les conditions d'un bon massage

- Commencez par vous laver les mains, puis réchauffez-les en les frottant vigoureusement l'une contre l'autre.
- Procédez aux préparatifs : effectuez votre mélange d'huiles si vous en utilisez plusieurs ou y ajoutez des huiles essentielles, préparez des vêtements qui vous permettent de vous masser le cou et les épaules et dans l'idéal, enveloppez-vous dans un drap de bain en éponge.
- Si vous utilisez de l'huile de massage, versez-la dans vos mains et non directement sur votre visage.
- Lors du massage, vos mains doivent exécuter des mouvements circulaires vers le haut et l'extérieur, de façon à ne jamais tirer les muscles vers le bas.
- Vos doigts doivent exercer une pression suffisamment légère pour pouvoir glisser sans faire jouer la peau sur le muscle ou l'os.
- N'utilisez qu'une petite quantité d'huile, au risque de voir vos doigts déraper et perdre le contact intime qu'ils doivent conserver avec la peau.

Les huiles

Les huiles végétales ont toujours fait partie de la panoplie des produits de beauté. Elles ont en commun d'être utilisables aussi bien dans la cuisine que dans la salle de bains. Pures, elles nourrissent et lubrifient la peau mieux que tout, car elles sont très bien absorbées et engendrent un réchauffement qui optimise cette absorption. Elles ne remplacent évidemment pas les sécrétions des glandes sébacées, que l'âge tarit inexorablement, mais le fait de consommer des huiles végétales entretient au mieux la production de ces sécrétions (voir page 96). Affectées à un usage cosmétique, elles tendent à ralentir la déshydratation dans une certaine mesure en faisant obstacle à l'évaporation de l'eau. Bien que toute huile soit susceptible d'obstruer les pores d'une peau fine ou asphyxiée par l'abus de produits de soin, les huiles végétales présentent sur les autres l'avantage de ne pas former de film imperméable à tout échange.

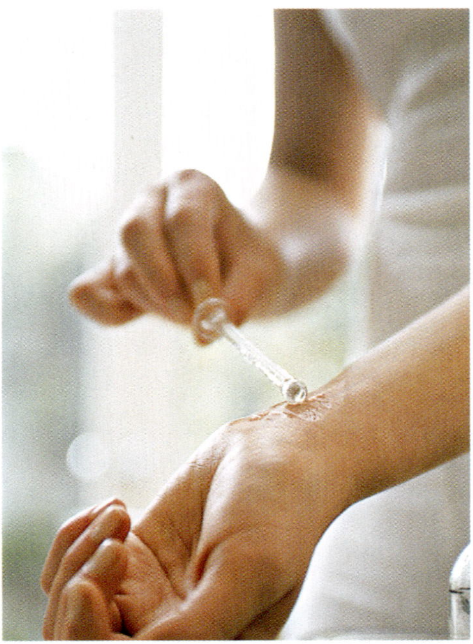

L'huile est généralement considérée comme indissociable du massage, sauf en ce qui concerne le visage. Chez certaines personnes, la production de sébum est suffisante pour permettre le glissement des doigts. Sur d'autres peaux, sensibles ou grasses, l'huile engendre un trop fort échauffement des tissus et donc une dilatation excessive des pores. Enfin, certains masseurs considèrent qu'elle limite le contact intime entre les doigts et la peau.
Toute huile naturelle est à même d'éliminer sans abrasion les souillures accumulées en cours de journée tout en lubrifiant la peau. Un massage facial quotidien pratiqué avec une huile végétale nettoie et hydrate efficacement le visage.

Végétale ou minérale ?

Les huiles du commerce se répartissent en deux catégories : végétales et minérales. Toutes sont « naturelles », car elles ne sont pas obtenues par synthèse, mais leurs qualités et leur action sur la peau diffèrent énormément suivant le cas.
Les huiles minérales ne sont pas absorbées par la peau. Elles forment une fine pellicule plastique à la surface de l'épiderme, bouchant les pores dans une proportion de 40 à 60 % et provoquant l'asphyxie de la peau. L'évaporation de l'eau s'en trouve évidemment ralentie, mais la transpiration ne peut plus jouer son rôle. A court terme, le phénomène se traduit par l'apparition de rougeurs et de points noirs, tandis qu'il perturbe la production de sébum à plus long terme.

A la différence des huiles végétales, leurs équivalents minéraux ne contiennent rien de nutritif pour la peau. Elles ont pourtant les faveurs des fabricants de cosmétiques car elles sont bon marché, engendrent rarement des réactions allergiques et se conservent bien.

Les huiles végétales présentent l'inconvénient de rancir rapidement, surtout si elles restent exposées à l'air et à la lumière, mais il est possible de repousser leur détérioration par l'adjonction d'un antioxydant naturel : la vitamine E.

A porter au crédit des huiles végétales le fait qu'elles protègent la peau sans obstruer les pores, contiennent des acides gras et des vitamines liposolubles. L'absorption par la peau est relativement lente pour bon nombre d'entre elles, et leurs effets vérifiables à long terme. Malheureusement, les huiles commercialisées sont souvent obtenues par pressage à chaud et y perdent leurs éléments nutritifs. Préférez donc les huiles étiquetées «première pression à froid», que vous trouverez le plus souvent dans les boutiques ou les rayons de produits diététiques.

Pus votre peau est sèche plus vous devez utiliser des huiles riches en acides gras saturés. Plus épaisses, elles sont absorbées plus lentement et contrôlent mieux la déperdition d'eau. Les peaux grasses préfèrent les huiles à fort pourcentage de lipides polyinsaturés, plus fluides et plus rapidement absorbées.

Si vous ne connaissez pas votre type de peau, interrompez pendant une semaine l'utilisation de crème hydratante ou de maquillage ; contentez-vous de nettoyer votre visage à l'eau additionnée d'un savon doux. La véritable nature de votre peau s'en trouvera révélée et peut-être cela vous permettra-t-il de mettre un nom sur le ou les coupables de son état éventuellement insatisfaisant : un tonique qui dessèche, une crème hydratante qui obstrue les pores, un fond de teint irritant... Il ne vous restera plus qu'à faire votre choix parmi les diverses huiles de base (page 32) et les essences (page 35) dont vous désirez parfumer la vôtre.

Mise en garde : *n'utilisez pas les huiles essentielles à l'aveuglette. Dans leur immense majorité, et sauf spécification contraire, elles doivent être diluées dans une huile de base.*

N'oubliez pas de vérifier les contre-indications qui pourraient vous concerner : maladie, traitement médical allopathique ou homéopathique, grossesse ou allaitement, réactivité ou affection de la peau, et prenez préalablement l'avis d'un médecin ou d'un spécialiste de l'aromathérapie.

Procédez à un test d'innocuité sur une petite portion de peau. Déposez une goutte d'essence diluée sur la peau et laissez agir vingt-quatre heures. En cas de rougeur, de desquamation ou autre manifestation suspecte, n'utilisez pas le produit

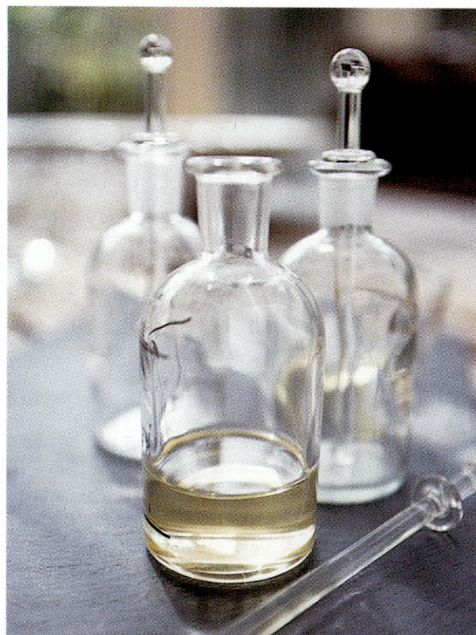

Les différents types de peau

Peau sèche ou sénescente

Huile de noyau d'abricot : adoucissante, elle est facilement absorbée par la peau; discrètement parfumée, elle calme les peaux sensibles.

Huile d'avocat : extraite de la pulpe sèche du fruit, elle est très nourrissante, particulièrement riche en vitamines D, E et B5, et contribue à la régénération des peaux lésées.

Huile de macadamia : elle se compose à 40 % d'acides saturés mais est bien absorbée par la peau. Soyeuse au toucher, elle emprisonne bien l'eau.

Huile de germe de blé : d'un jaune soutenu, poisseuse, à odeur forte, elle doit être mélangée à une huile plus neutre. Sa richesse en minéraux et en vitamine E la destine aux peaux sénescentes. Elle s'oxyde pourtant rapidement et sa conservation impose souvent l'adjonction de vitamine E.

Peau normale

Huile d'olive : particulièrement épaisse, elle peut être, en vue d'un massage, mélangée à une huile plus fluide. Elle contient des acides gras polyinsaturés efficaces dans le traitement des inflammations et des lésions cutanées. Son odeur prononcée ne fait pas l'unanimité.

Huile d'amande douce : utilisée depuis l'Antiquité, elle est facile à étaler et rapidement absorbée, et donc appropriée au massage. Sur les peaux sèches ou sénescentes, elle s'accorde bien avec les huiles de bourrache et de macadamia.

Huile de tournesol : extraite des graines, elle est très riche en acide linoléique qui entretient la souplesse de la peau. Elle est bien absorbée et s'étale facilement, ce qui en fait un bon diluant pour des huiles plus grasses – jojoba, germe de blé… – qu'elle empêche de constituer sur la peau un film graisseux.

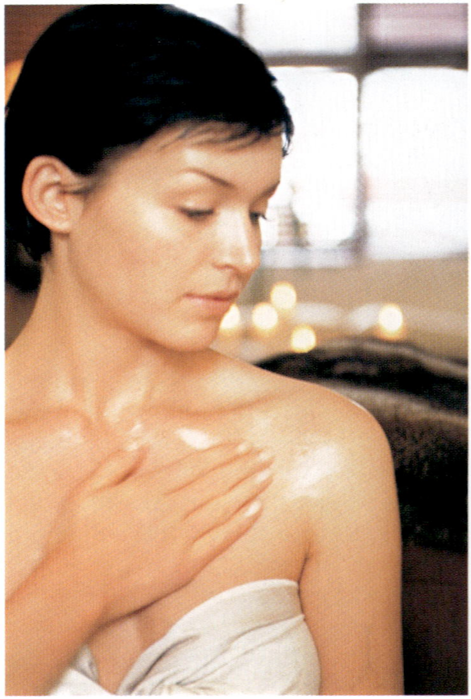

Huile de sésame : semi-grasse, elle convient à tout type de peau. Plus utilisée dans la cuisine orientale que comme produit de beauté, elle entre néanmoins depuis longtemps dans la composition des huiles solaires et capillaires. Très douce, elle peut être appliquée même sur le contour des yeux, mais du fait de son arôme prononcé, on la dilue volontiers dans de l'huile de tournesol ou de carthame.

Peau grasse

Huile de noisette : facilement absorbée et légèrement astringente, elle régularise la production de sébum.

Huile de noyau de pêche: moins poisseuse que l'huile d'abricot, elle convient mieux aux peaux grasses. Elle est bien absorbée, contient des vitamines A et E.

Huile de chardon: fine et fluide, elle pénètre facilement dans la peau sans en obstruer les pores. Elle peut contenir jusqu'à 80% d'acide linoléique, assurant à la peau souplesse et hydratation.

Huile de millepertuis: elle est obtenue par macération de fleurs de millepertuis dans l'huile d'olive. Légèrement astringente, l'essence de millepertuis est utilisée en médecine comme antidépresseur. En massage, elle est à mélanger avec une autre huile végétale.

Deux produits méritent une mention spéciale en matière de lutte contre le vieillissement: les huiles de **bourrache** et **d'onagre** – toutes deux riches en acide gamma-linoléique, connu pour renforcer les cellules cutanées et limiter la déperdition d'eau et qui contribue à la destruction des radicaux libres, des agents oxydants qui participent activement du vieillissement de la peau. Coûteuses, ces huiles sont généralement commercialisées en dilution dans une autre huile végétale.

Comme l'huile de germe de blé, bourrache et onagre rancissent rapidement, ce qui impose de leur ajouter comme antioxydant de la vitamine E, commercialisée en gélules qu'il suffit de vider dans l'huile à l'ouverture de la bouteille. La vitamine E perd de son effet au bout d'un certain temps; il faut donc en ajouter régulièrement.

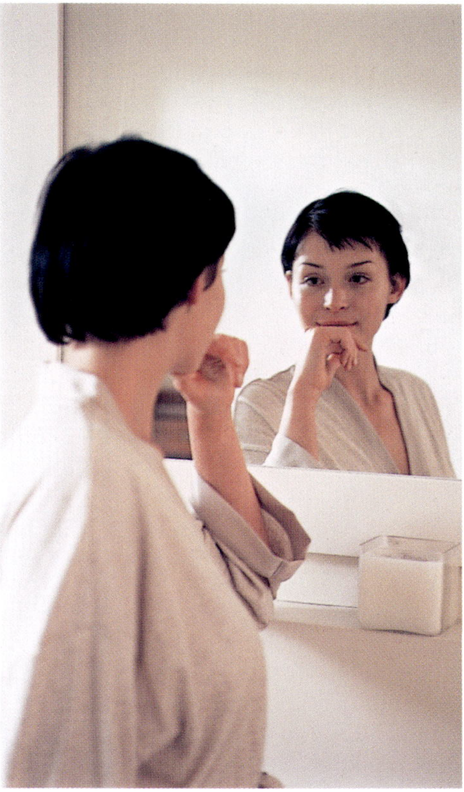

Des plantes aux nombreuses vertus

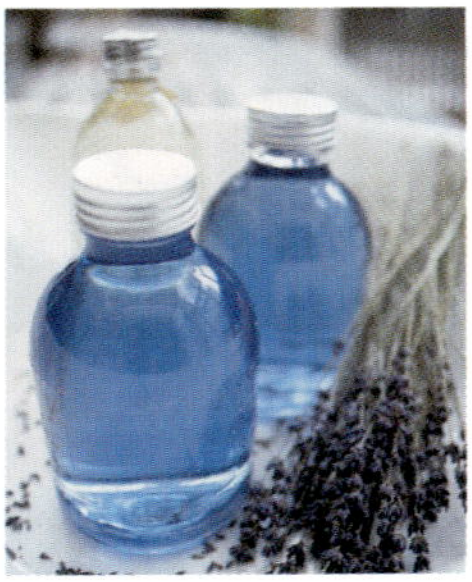

Les huiles n'ont pas toutes une odeur agréable, et en Grèce antique déjà, on utilisait la marjolaine et la menthe pour parfumer celles que l'on destinait aux soins de beauté. Les huiles essentielles représentent sans conteste les meilleurs additifs parfumés pour huiles végétales. L'industrie des cosmétiques a modestement commencé à les adopter, ce pourquoi elle ne manque pas de se tisser des lauriers, mais le parfum des produits qu'elle propose reste à 90% synthétique. C'est par centaines que se comptent les substances chimiques entrant dans la composition d'un arôme artificiel, alors qu'elles représentent dans le secteur des cosmétiques le deuxième facteur d'allergies, de sensibilisation et d'irritations; par ailleurs, elles sont dépourvues de vertus thérapeutiques.

Les huiles essentielles (ou essences) sont des extraits de plantes ou de parties de plantes, aromatiques, volatiles, solubles dans les huiles végétales. Contrairement à ce que leur nom pourrait laisser croire, elles ne sont pas grasses et ne tachent pas.

Les procédés d'extraction varient en fonction de la partie de plante concernée. Les plus courants sont la distillation et l'expression à froid, qui produisent des liquides fortement concentrés et très actifs: il faut, par exemple, 100 kg de pétales de roses pour obtenir 20 ml d'essence. Cela explique que, même si le risque de réactions ou d'allergies est infiniment moins élevé que lorsqu'on utilise des produits de synthèse, il n'est pas nul pour les peaux sensibles. Pour être appliquées sur la peau, les essences aromatiques doivent être diluées dans une huile de base, dans une proportion n'excédant guère 1 à 2%; on peut en ajouter entre 5 et 8 gouttes à l'eau d'un bain.

Les huiles essentielles sont des dons de la nature à quatre titres. En premier lieu, elles sont capables de s'infiltrer jusqu'au derme: leurs molécules sont très petites et lipophiles (attirées par les graisses), de sorte qu'elles peuvent passer à travers les follicules pileux, qui contiennent du sébum, et de là dans les systèmes sanguin et lymphatique.

En second lieu, elles ne créent pas de dépendance et n'entravent pas les échanges au niveau de la peau, comme c'est le cas d'autres produits. Elles sont anti-infectieuses et activent la circulation. Enfin, nombreuses sont celles qui stimulent le renouvellement cellulaire, ce qui est loin d'être négligeable.

L'oxydation privant les huiles essentielles de leurs propriétés thérapeutiques, il est recommandé de les entreposer au frais et dans l'obscurité, dans des flacons hermétiquement fermés. Elles s'y conserveront un an au minimum. Leur dilution dans une huile de base ramène cette durée à deux ou trois mois.

Les huiles essentielles agissent également par l'intermédiaire du système olfactif sur les centres du plaisir. Nous devons donc choisir une essence non seulement en fonction de ses propriétés thérapeutiques, mais pour le plaisir que nous éprouvons à la respirer. En la matière, la liste ci-contre devrait faire beaucoup d'heureux.

Essence	Type de peau	Propriétés	Essences compatibles	Huiles de base	Contre-indications
Encens	Sénescente	Tonifie et raffermit	Géranium, lavande	Abricot, amande	
Lavande	Toutes, y compris sèches, lésées ou sénescentes	Concourt à la régénération des peaux lésées, calme l'inflammation	Palmarosa, géranium, bois de rose	Macadamia, olive (peu fruitée), calendula (souci), amande	
Néroli	Sèche, sénescente	Raffermit, contribue à la régénération cellulaire, réduit télangiectasie (voir p. 13), vergetures et cicatrices	Géranium, lavande	Avocat, noisette, abricot	Déconseillée aux peaux hypersensibles
Fenouil	Sénescente	Ses molécules rappelant celles des œstrogènes permettent une bonne absorption et en font un anti-rides intéressant	Encens, lavande, néroli	Avocat, macadamia, millepertuis	Déconseillée pendant la grossesse
Géranium	Sèche, sénescente ou normale, œdémateuse	Tonifie, raffermit, active la circulation sanguine	Lavande, bergamote	Soja, abricot	Accroît la photosensibilité de la peau
Bergamote	Normale ou grasse	Calme et prévient l'inflammation, freine la prolifération bactérienne. Anti-infectieuse	Géranium, ylang-ylang	Carthame, amande, tournesol	
Bois de rosé	Toutes	Freine la prolifération bactérienne, calme, raffermit, stimule la croissance cellulaire, active la circulation	Lavande, néroli, géranium	Jojoba, soja, noisette	
Patchouli	Sénescente, lésée, mixte	Raffermit, active la circulation, calme l'inflammation, conseillée aux peaux gercées et craquelées	Géranium, palmarosa, rose otto	Jojoba, macadamia, noisette	
Bois de santal	Normale ou sèche	Antibactérienne, apaise les peaux sèches, sensibles ou irritées	Géranium, palmarosa, bergamote	Avocat, amande, calendula (souci)	

Essence	Type de peau	Propriétés	Essences compatibles	Huiles de base	Contre-indications
Myrrhe	Sénescente, lésée	Anti-inflammatoire, antiseptique, agit efficacement contre boutons et points noirs	Cyprès, encens, géranium, tea-tree	Jojoba, amande, tea-tree	Déconseillée pendant la grossesse
Rose otto	Sèche, lésée, sénescente ou sensible	Stimulante, équilibrante, antibactérienne, renforce les capillaires fragiles	Sauge sclarée, lavande, cyprès	Noisette, bourrache, fleur de lime (citron vert)	
Palmarosa	Sèche à normale, sénescente	Régénératrice, efficace sur rides et cicatrices	Géranium, bois de rose, bois de santal	Avocat, noisette, fleur de lime	
Tea-tree (mélaleuque à feuilles rondes)	Normale à grasse	Repousse et détruit les bactéries, efficace contre l'acné et les mycoses	Lavande, ylang-ylang	Jojoba, macadamia	
Cyprès	Grasses ou à pores dilatés, congestive, rouge ou œdémateuse	Active les circulations sanguine et lymphatique, lutte contre l'angiectasie (voir page 13)	Géranium, ylang-ylang	Noisette, bourrache, calendula (souci)	Déconseillée pendant la grossesse
Citron	Grasse ou infectée	Raffermit, freine la prolifération bactérienne, élimine les cellules mortes, active la circulation	Ylang-ylang, rose otto	Noisette, chardon	Augmente la photosensibilité. Irritante pour les peaux sensibles
Ylang-ylang	Grasse ou mixte	Raffermit, réduit la sécrétion de sébum	Palmarosa, lavande, cyprès	Chardon, tournesol	
Camomille romaine	Lésée, grasse, sénescente	Calme et prévient l'inflammation et l'infection bactérienne. Pour peaux sèches, sensibles et sujettes à la télangiectasie (voir page 13)	Bois de rose, lavande, bois de santal	Olive, calendula (souci), noisette	A éviter en début de grossesse

Quatre minutes pour un massage

C'est typiquement le massage à pratiquer après le démaquillage avec une huile végétale ou pendant que vous appliquez votre crème hydratante. Une fois les gestes assimilés, il ne prend que trois à quatre minutes et peut donc être quotidien.

1 Déposez une cuillerée à café d'huile au creux de votre paume, frottez vos mains l'une contre l'autre, puis étalez l'huile sur le cou et le visage en longs gestes doux dirigés vers le haut et l'extérieur. Pour le contour des yeux, très délicat, utilisez vos annulaires et très peu d'huile.

2 En vous servant alternativement de vos mains, balayez le cou de la base jusqu'à la mâchoire, en faisant pivoter les mains si nécessaire et en vous faisant légère au passage de la trachée. Parcourez ainsi toute la surface du cou, d'une oreille à l'autre.

3 En utilisant l'index et le majeur des deux mains, suivez fermement la ligne de la mâchoire inférieure, du menton à l'oreille. L'index doit se placer au-dessus et le majeur au-dessous de l'os.

4 Les deux mains jointes au niveau de la racine du nez et pointant vers le haut, les doigts allongés, exercez du tranchant de la main une pression ferme de part et d'autre du nez. Maintenez la pression trois à quatre secondes.

5 Relâchez légèrement la pression, faites pivoter le plat de la main sur les joues et glisser vers l'extérieur, jusqu'à ce que les index atteignent le niveau des oreilles. Pressez fermement, maintenez la pression trois à quatre secondes. Répétez l'opération.

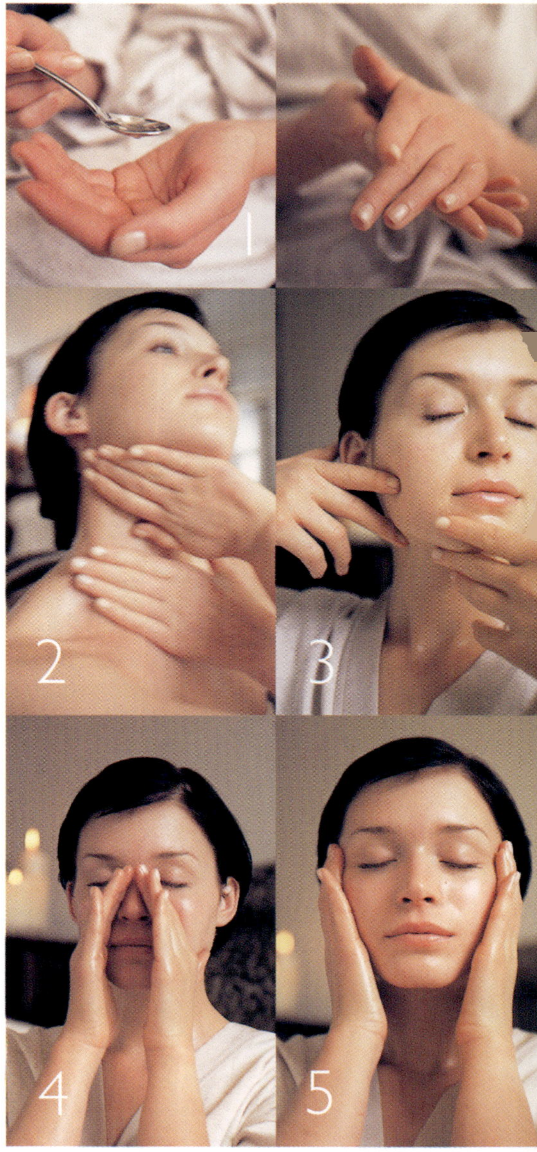

6 Les deux mains fermées jointes sous le menton, faites glisser les pouces des commissures des lèvres à la pointe du nez en décrivant le contour des narines.

7 A partir de la naissance des sourcils, lissez-les fermement du majeur et de l'annulaire de chaque main puis, du seul annulaire, achevez de décrire très légèrement le contour inférieur de l'œil.

8 Avec l'annulaire de chaque main, lissez délicatement les paupières closes, de l'intérieur vers l'extérieur, en revenant au point de départ par le dessous le l'œil.

9 Doigts serrés, appliquez une série de pressions fermes remontant de la racine du nez à celle des cheveux, alternativement avec une main puis l'autre.

10 Fermez les yeux et appliquez fermement vos mains en coupe sur le visage de façon à créer un léger effet de ventouse. Maintenez la pression une seconde, relâchez. Faites glissez les mains en remontant du nez vers les oreilles, puis massez l'ensemble du visage en déplaçant les mains de haut en bas jusqu'à avoir couvert toute la surface, du menton à la racine des cheveux.

11 Doigts joints, exercez de la main droite une pression sur le côté gauche du cou et déplacez-la ainsi de bas en haut, en évitant la trachée. Inversez main et côté.

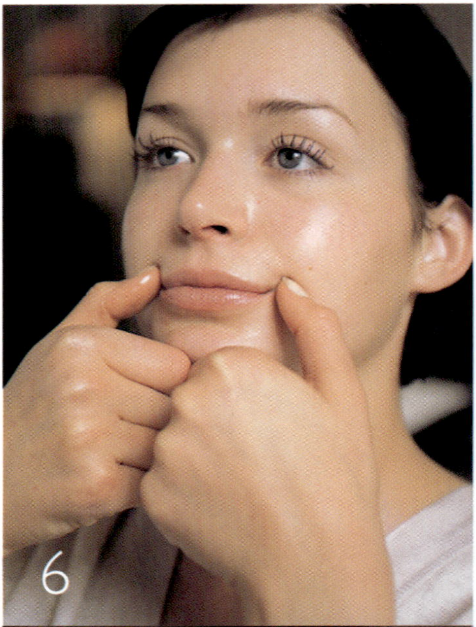
6

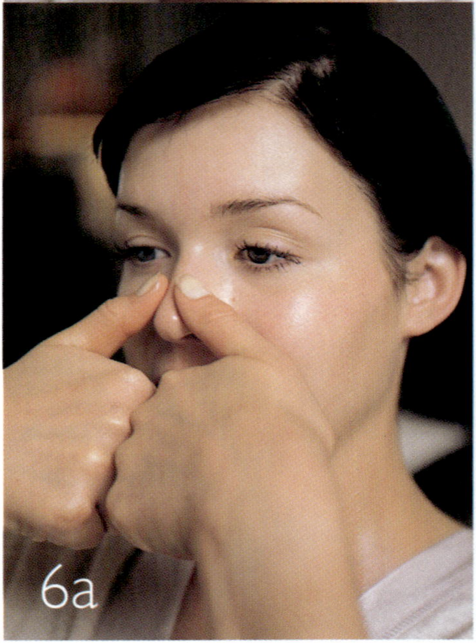
6a

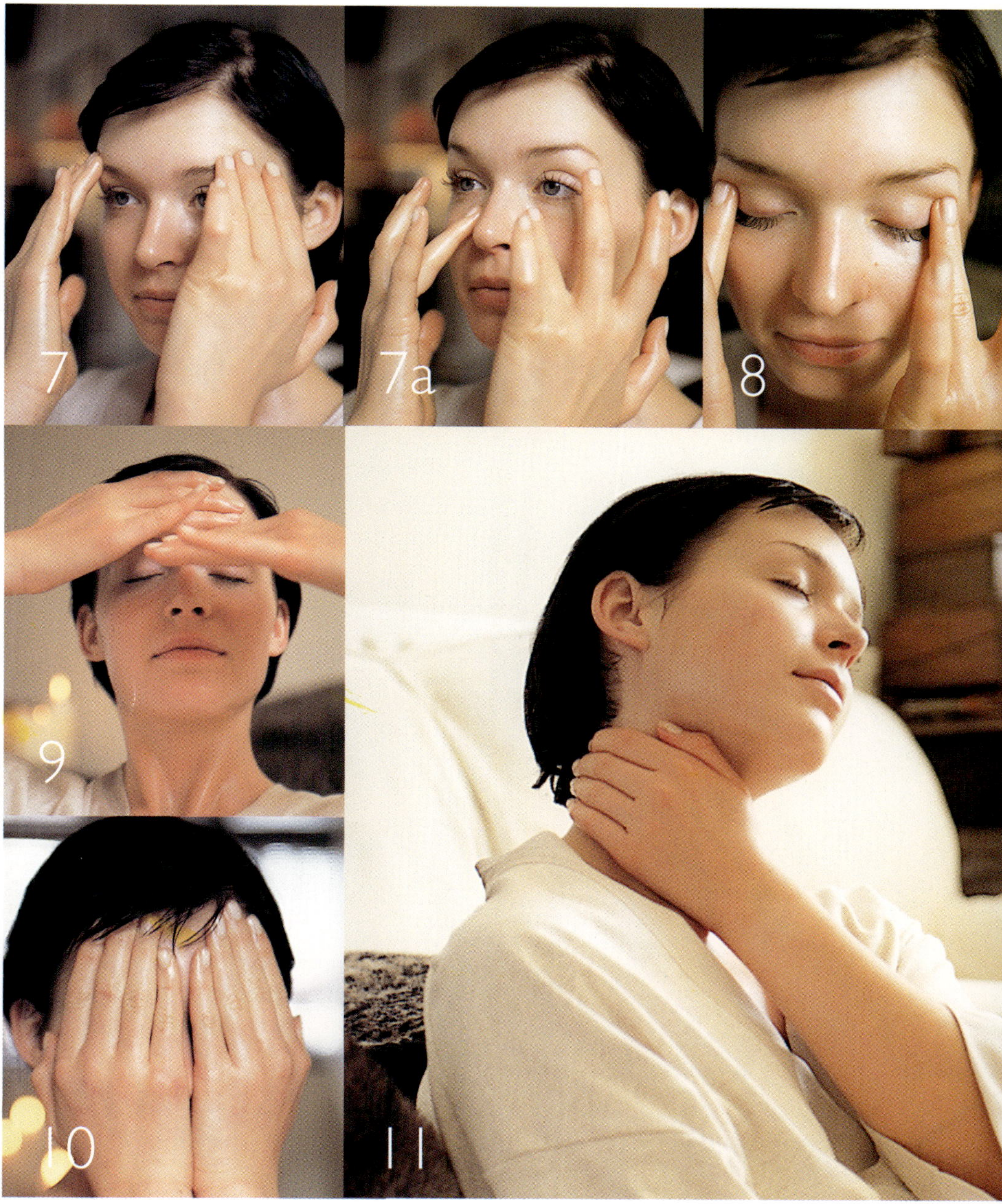
7
7a
8
9
10
11

Quinze minutes pour un massage

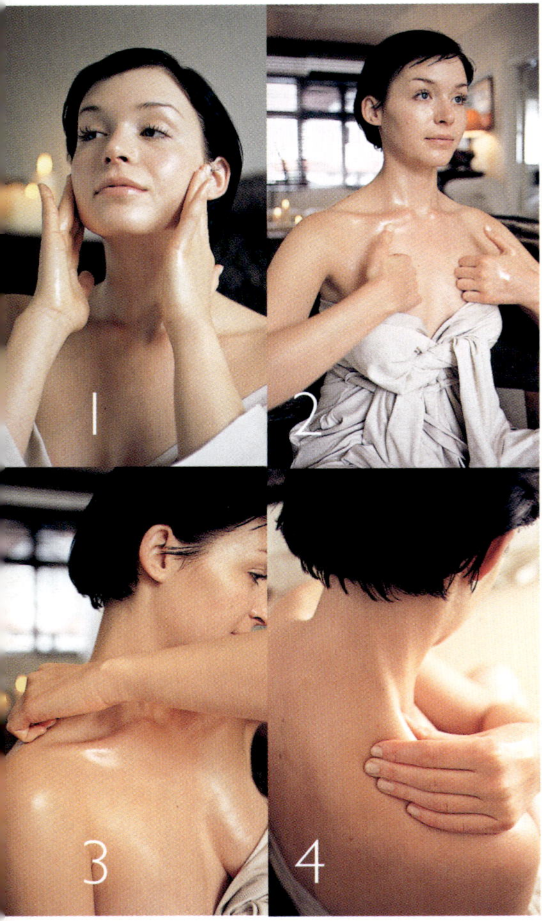

Il s'agit d'une version plus complète du précédent massage, à pratiquer de préférence le soir.

1 Déposez deux cuillerées à café d'huile au creux de la paume, frottez vos mains l'une contre l'autre et étalez l'huile sur le visage, le cou, les épaules et le haut des bras.

2 Mains refermées sur elles-mêmes, pouces écartés, pétrissez la partie supérieure du torse.

3 Toujours avec les jointures et en faisant alterner les mains, pétrissez le haut des bras (deltoïdes) et le muscle supérieur des épaules (trapèze). Le bras massé doit rester le plus détendu possible.

4 D'une main, pétrissez le muscle trapèze de l'épaule opposée tenu en pince entre vos doigts étendus ; inversez ensuite main et épaule. Pendant l'opération, soutenez au niveau du coude le bras qui masse l'épaule.

5 A deux mains, exécutez de part et d'autre de la colonne vertébrale de petits mouvements de pression circulaires avec les trois doigts centraux étendus, en progressant de la base du crâne vers celle du cou.

6 Une main opérant sur l'épaule opposée, doigts allongés, massez le muscle situé au sommet de l'épaule, derrière la clavicule, en longs et profonds mouvements circulaires. A partir de

l'extrémité du muscle inséré juste à l'intérieur de l'épaule, progressez vers l'intérieur, en direction de la base du cou. Ferme et profonde, la pression est à accentuer légèrement là où le muscle est noué pour se relâcher à partir du moment où il se détend. Inversez main et épaule.
Intercalez ici l'étape 2 du massage en quatre minutes.

7 Avec les doigts d'une seule main, exercez pendant sept à dix secondes une pression légère à côté et légèrement au-dessous de la pomme d'Adam. Réitérez le geste deux fois de chaque côté, en alternant les mains.
Intercalez ici l'étape 3 du massage en quatre minutes.

8 Du bout des doigts légèrement écartés, exercez des pressions prononcées le long de l'os de la mâchoire, en remontant de part et d'autre du menton. Escaladez ensuite les joues par degrés, en appliquant toujours une pression ferme. Répétez les mouvements, en remontant toujours plus haut, pour terminer au niveau des pommettes.

9 Du gras de l'index et du majeur, massez en mouvements circulaires l'articulation de la mâchoire qui fait saillie lorsqu'on serre les dents.

Intercalez ici l'étape 4 du massage en quatre minutes

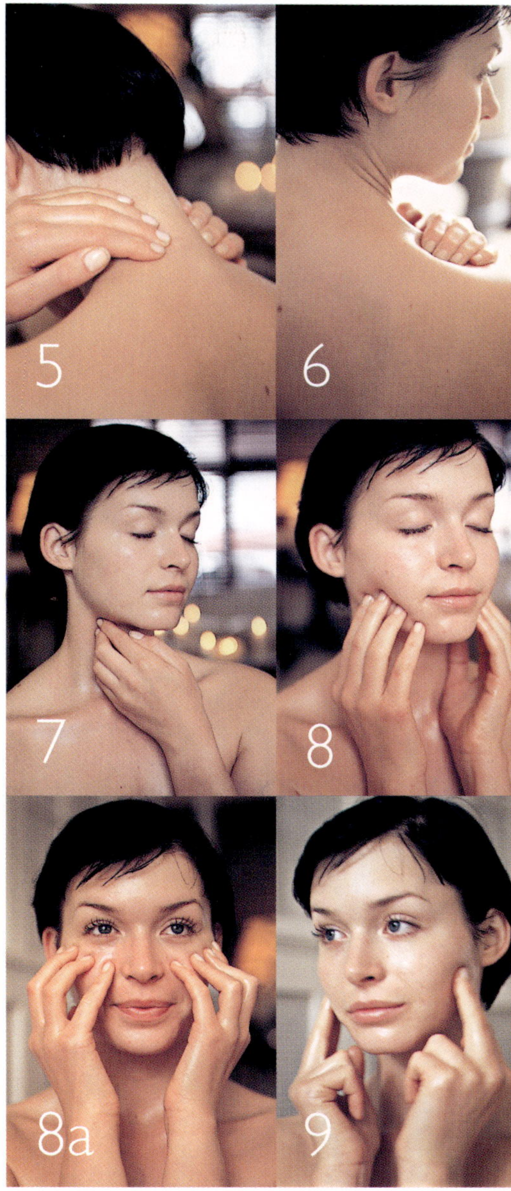

10 Placez votre visage entre vos mains, les index derrière les oreilles, les autres doigts devant. Exercez des pressions, en descendant du niveau de l'oreille jusqu'à l'angle de la mâchoire.
Intercalez ici les étapes 6, 7 et 8 du massage en quatre minutes.

11 Du gras des index et des majeurs, exercez une pression ferme en suivant l'arcade sourcilière de l'intérieur vers l'extérieur et revenez au point de départ en suivant la partie inférieure de l'orbite.

12 Les coudes posés sur une table, appuyez fermement les pouces au-dessus du coin interne des yeux, en laissant reposer votre tête dessus. Ce point étant souvent sensible, commencez par exercer une pression légère que vous accentuerez proportionnellement à la détente ressentie. Exercez une série de pression en suivant l'arcade sourcilière.

13 En alternant les mains, appuyez fortement sur la naissance des sourcils en utilisant l'index et le majeur. Relâchez légèrement la pression et faites glisser les doigts vers le haut jusqu'à la naissance des cheveux. Répétez cinq ou six fois en continu.
Intercalez ici les étapes 9, 10 et 11 du massage en quatre minutes.

14 À deux mains, doigts légèrement écartés, exercez une série de pressions en remontant progressivement le front par degrés, des sourcils à la naissance des cheveux.

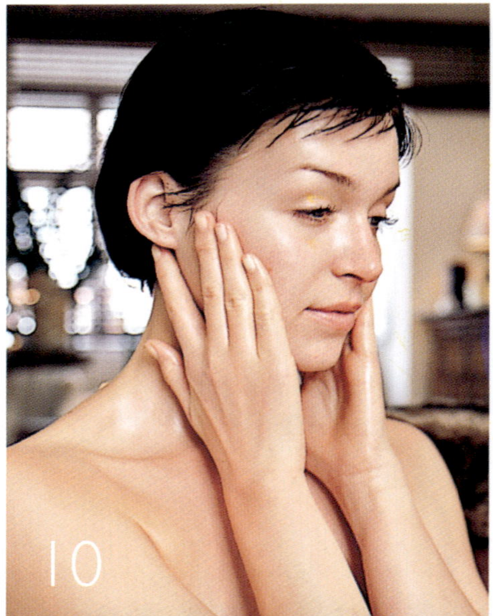

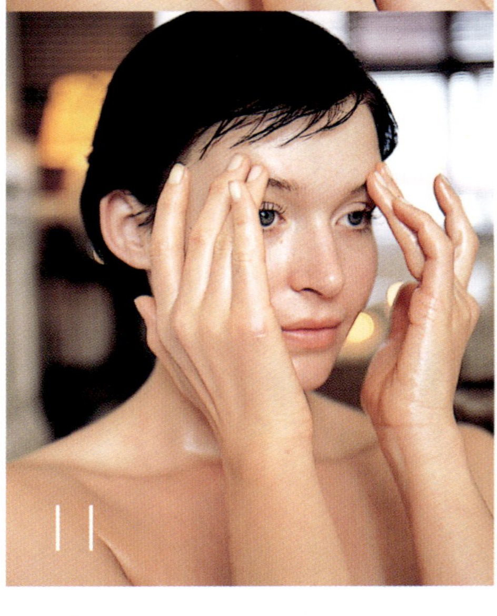

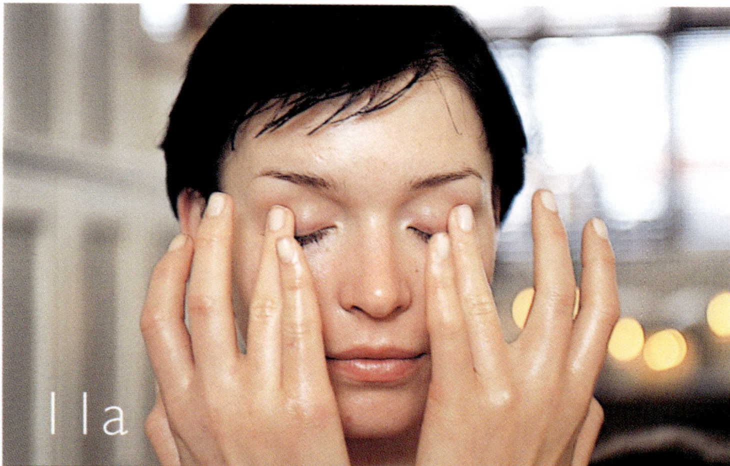
11a

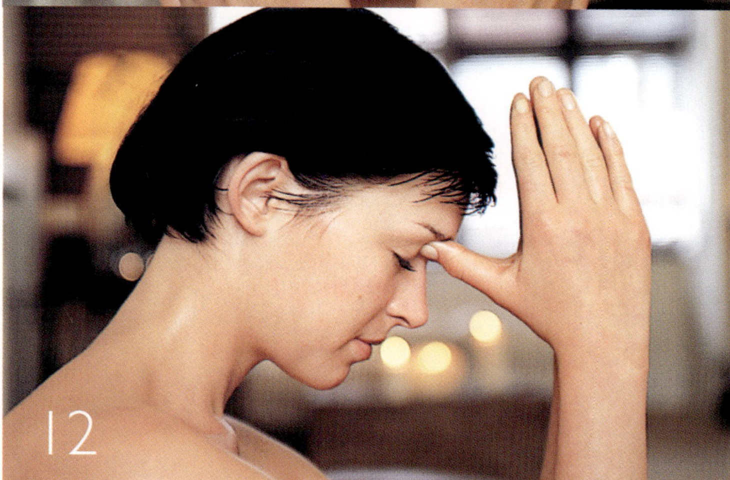
12

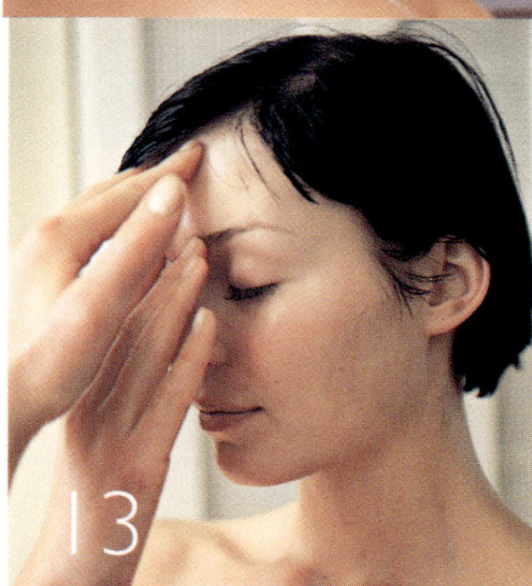
13

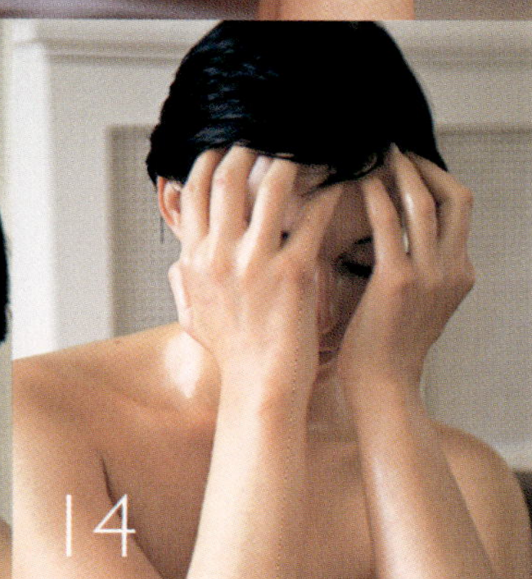
14

Les zones à problèmes

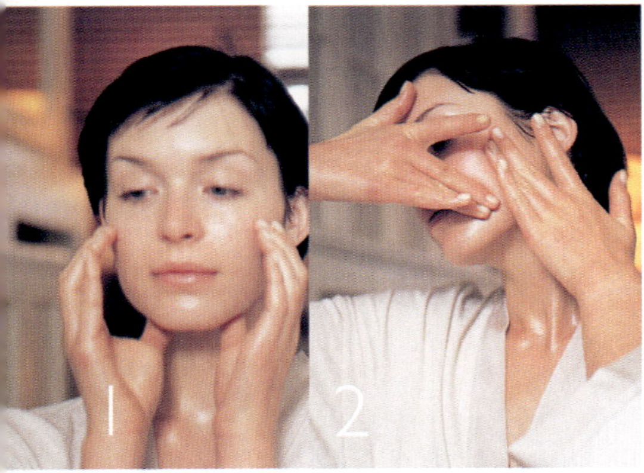

Certaines parties du visage réclament souvent une attention particulière. Les exercices ci-dessous, efficaces à deux titres – préventif et curatif – n'exigent, selon le cas, que quatre ou quinze minutes de votre temps.

1. Le double menton

Doigts détendus, plantez les pouces dans le muscle situé sous la mâchoire, à partir du menton en remontant de part et d'autre vers l'articulation.

Vous pouvez insérer cet exercice à la suite de l'étape 2 du massage en quatre minutes, ou de l'étape 6 du massage en quinze minutes.

2. Les bajoues

En utilisant alternativement le plat du majeur et de l'annulaire de chaque main, d'un seul côté à la fois, massez les muscles des joues (masséter et zygomatique, voir schéma de la page 53) en faisant rouler le muscle vers le haut, comme par une chiquenaude.

A insérer à la suite de l'étape 4 du massage en quatre minutes ou de l'étape 10 du massage en quinze minutes.

3&4. Les rides du contour des lèvres

Souriez largement et, tout en immobilisant la commissure gauche du majeur de la main gauche, servez-vous de celui de la main droite pour exécuter de petits mouvements circulaires en suivant le bord de la lèvre inférieure. Inversez les mains pour exécuter les mêmes mouvements en suivant le bord de la lèvre supérieure.

A insérer après l'étape 6 du massage en quatre minutes ou l'étape 10 du massage en quinze minutes.

5. Les pattes d'oie

Du majeur ou de l'annulaire de chaque main, massez les rides en formant une croix – tracez une horizontale puis une verticale, alternativement avec le majeur de chaque main, en opérant du coin de l'œil vers la tempe.

A insérer après l'étape 8 du massage en quatre minutes ou l'étape 10 du massage en quinze minutes.

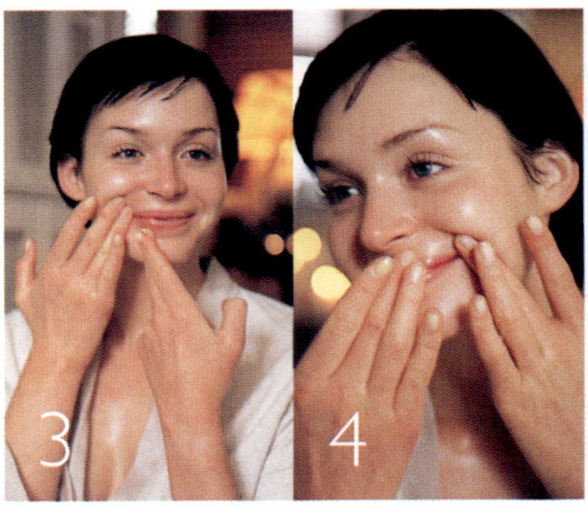

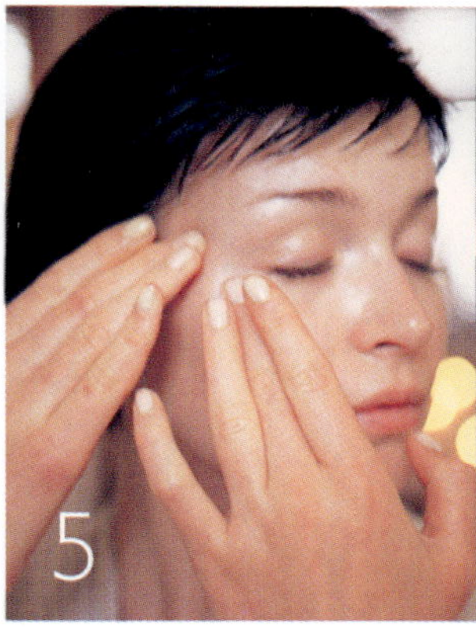

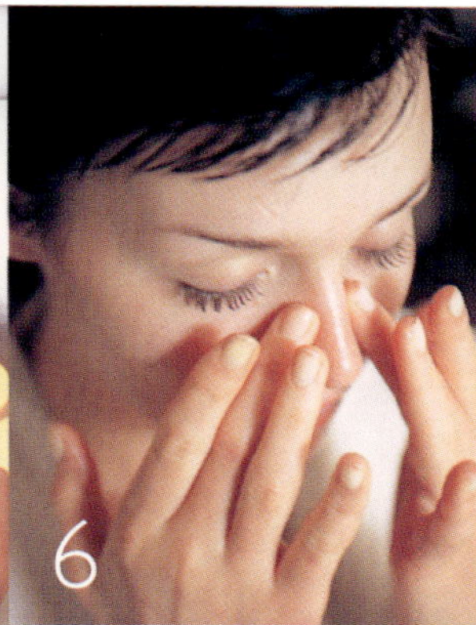

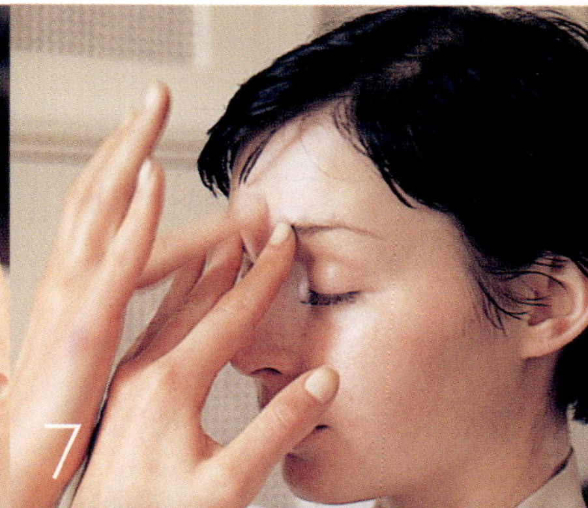

6. Les pores dilatés des ailes du nez et de l'espace inter-sourcilier

Du majeur ou de l'annulaire, décrivez de petits mouvements circulaires sur et autour du nez, à partir du pourtour des narines et jusqu'à l'arête du nez en passant par ses ailes.
A insérer après l'étape 2 du massage en quatre minutes ou l'étape 6 du massage en quinze minutes.

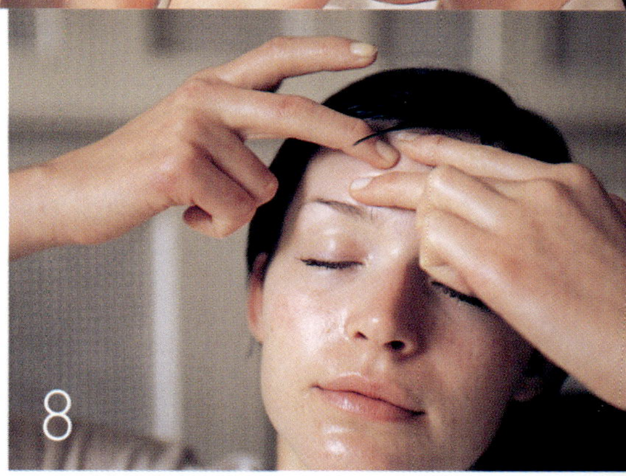

7. Les rides du lion

Utilisez l'index et le majeur de la main gauche pour maintenir la peau, formant ainsi un « V », et exécutez de petits mouvements circulaires entre les sourcils à l'aide de l'annulaire de la main droite.
A insérer après l'étape 8 du massage en quatre minutes ou l'étape 12 du massage en quinze minutes.

8. Les rides de froncement du front

En commençant au-dessus de l'œil droit, suivez le tracé de chaque ride de droite à gauche, en exécutant de petits mouvements circulaires avec le majeur de la main droite. Servez-vous de l'index et du majeur de la main gauche pour maintenir la peau de part et d'autre de la ride.
A insérer après l'étape 9 du massage en quatre minutes ou l'étape 14 du massage en quinze minutes.

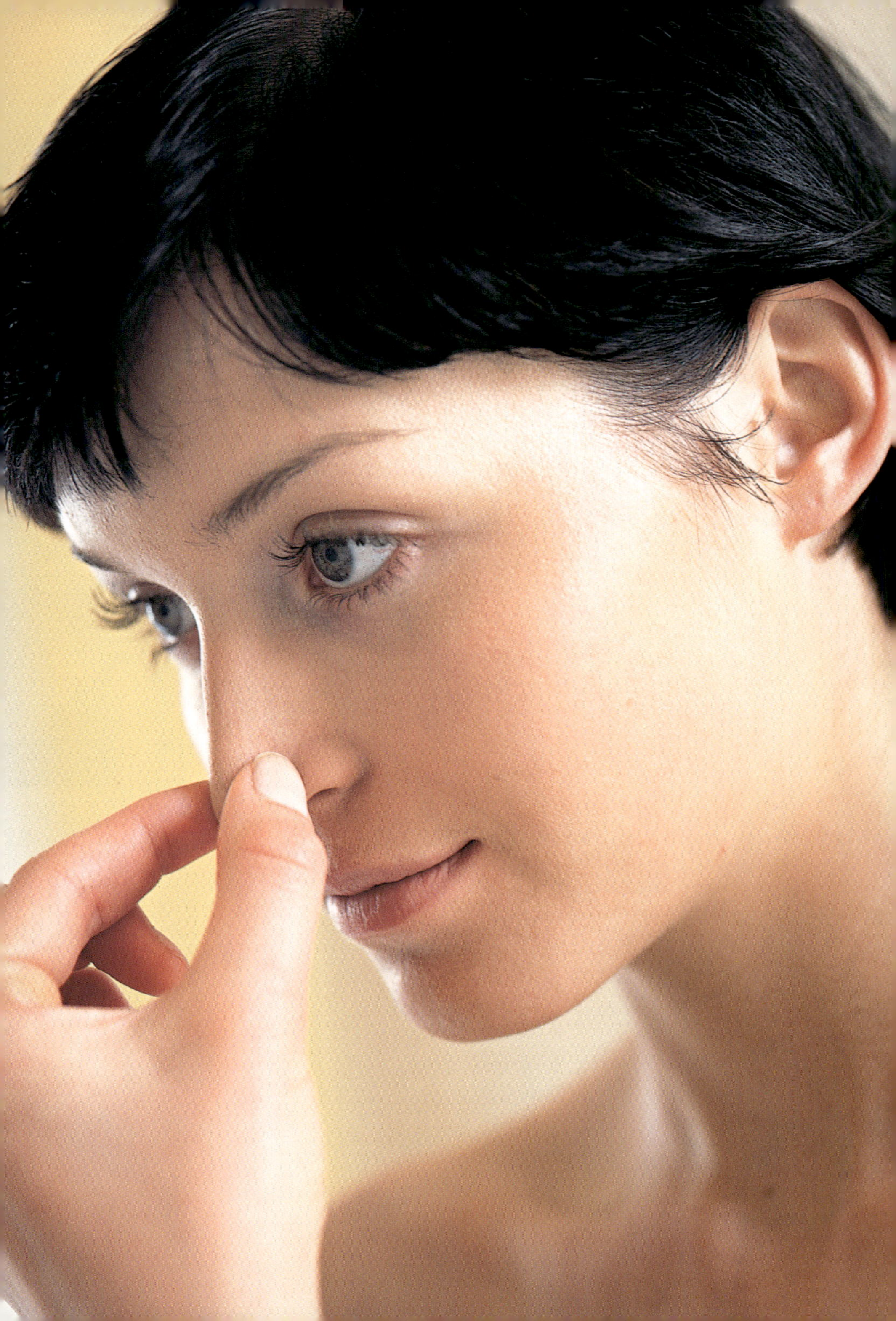

Conservez le modelé de votre visage

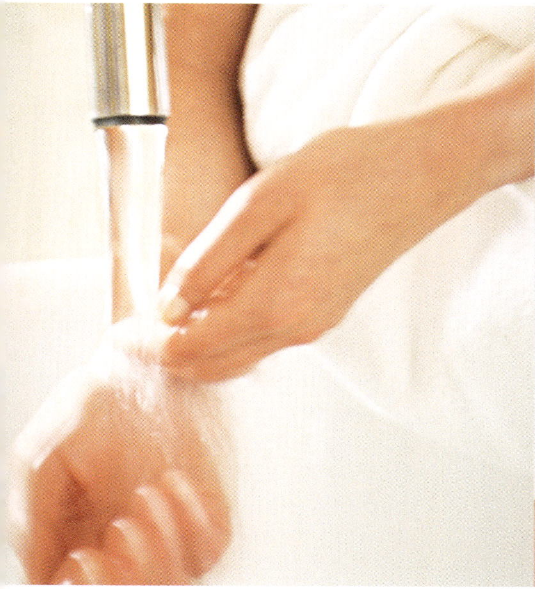

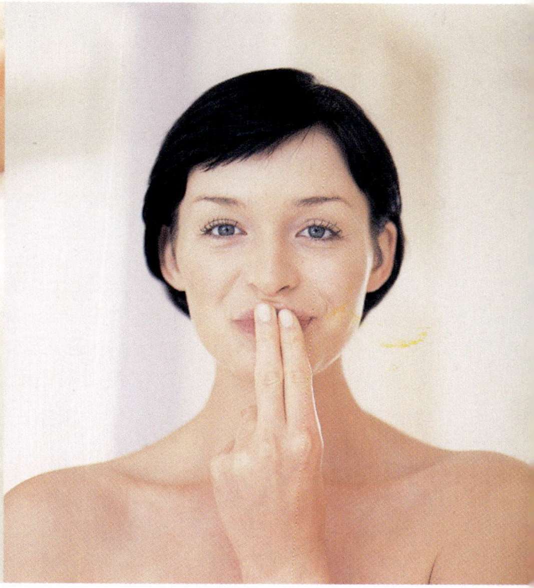

Une prise de conscience

La vague de l'aérobic et du body-building, qui a déferlé dans les années 1980 et 1990, a même atteint les plus réticents des sédentaires, leur faisant réaliser l'importance du rôle joué par le tonus musculaire dans leur santé et leur aspect physique. De leur côté, les industries du sport et de la mode se chargent de ne pas nous laisser négliger certains muscles, de la ceinture abdominale qui nous permet de conserver un ventre plat, aux fessiers mis en valeur par le port du pantalon.

Mais parmi les 656 muscles que compte notre corps, quels sont ceux qui fournissent les plus gros efforts et que l'on remarque le plus au cours d'une journée moyenne ? Incontestablement ceux du visage chez les plus de cinquante ans, même si nous n'en avons pas réellement conscience. Un estomac qui fait bourrelet au-dessus de la ceinture ou de tristes fesses en goutte d'eau se dissimulent sous des vêtements amples ; mais lorsqu'il s'agit des muscles du visage qui répondent à nos sollicitations sans que nous en ayons conscience…

Les muscles se répartissent entre deux familles : les volontaires et les involontaires. Les fonctions vitales sont régies par des muscles involontaires : même sous le coup d'une émotion forte, vous n'oublierez jamais de respirer…

Les muscles qui contrôlent les mouvements du visage entrent dans la première catégorie, à la différence près, par rapport aux autres du même type, qu'ils sont soumis de nuit comme de jour à un régime de forçat. Pendant que vous rêvez, vos paupières remuent ou vous grincez des dents, la lecture peut provoquer des haussements de sourcils et au téléphone, vos traits réagissent en fonction de la conversation.

Ainsi, les muscles faciaux sont-ils sollicités en permanence, mais souvent à mauvais escient car soumis de façon désordonnée à divers étirements, tractions, tensions et contractions, alors qu'ils doivent travailler en couples dans lesquels l'un est le complémentaire de l'autre : un muscle hausse le front, un autre le rabaisse, l'un retrousse la lèvre inférieure, l'autre la remet en place. Tant qu'ils jouent le rôle qui leur est assigné, ils opèrent en harmonie – l'un se contractant pendant que l'autre s'étire. Mais les expressions machinales pérennisées par l'habitude perturbent fréquemment cet équilibre ; certains muscles s'en trouvent détendus et flasques, tandis que leurs partenaires présentent un aspect noueux et bombé. Ce déséquilibre se traduit par des perturbations des couches profondes de la peau, qui se manifestent en surface sous forme de rides.

De surcroît, si les deux côtés du visage ne travaillent pas de façon identique, il s'ensuit une dissymétrie contraire aux règles fondamentales de l'esthétique.

L'âge se charge également d'accuser les défauts de symétrie et les rides sur le corps, mais plus lentement que sur le visage du fait que ses muscles sont dotés de deux points de fixation, contre un seul pour les muscles faciaux.

Mais comment se fait-il que même les plus assidus à entretenir leur forme physique négligent leur visage, qui ne diffère pourtant pas dans sa composition – muscles, tissus, glandes et nerfs – du reste de leur anatomie ? Les miracles promis par l'industrie des cosmétiques sont en partie responsables de cette négligence, nous faisant croire que seules les crèmes de beauté peuvent remédier à l'affaissement des traits. S'ajoute à cela que nous n'avons pas naturellement conscience de la présence de ces muscles faciaux qui travaillent pourtant en permanence.

La prise en compte des muscles du visage constitue donc un point de départ à toute entreprise visant à préserver ou améliorer son état.

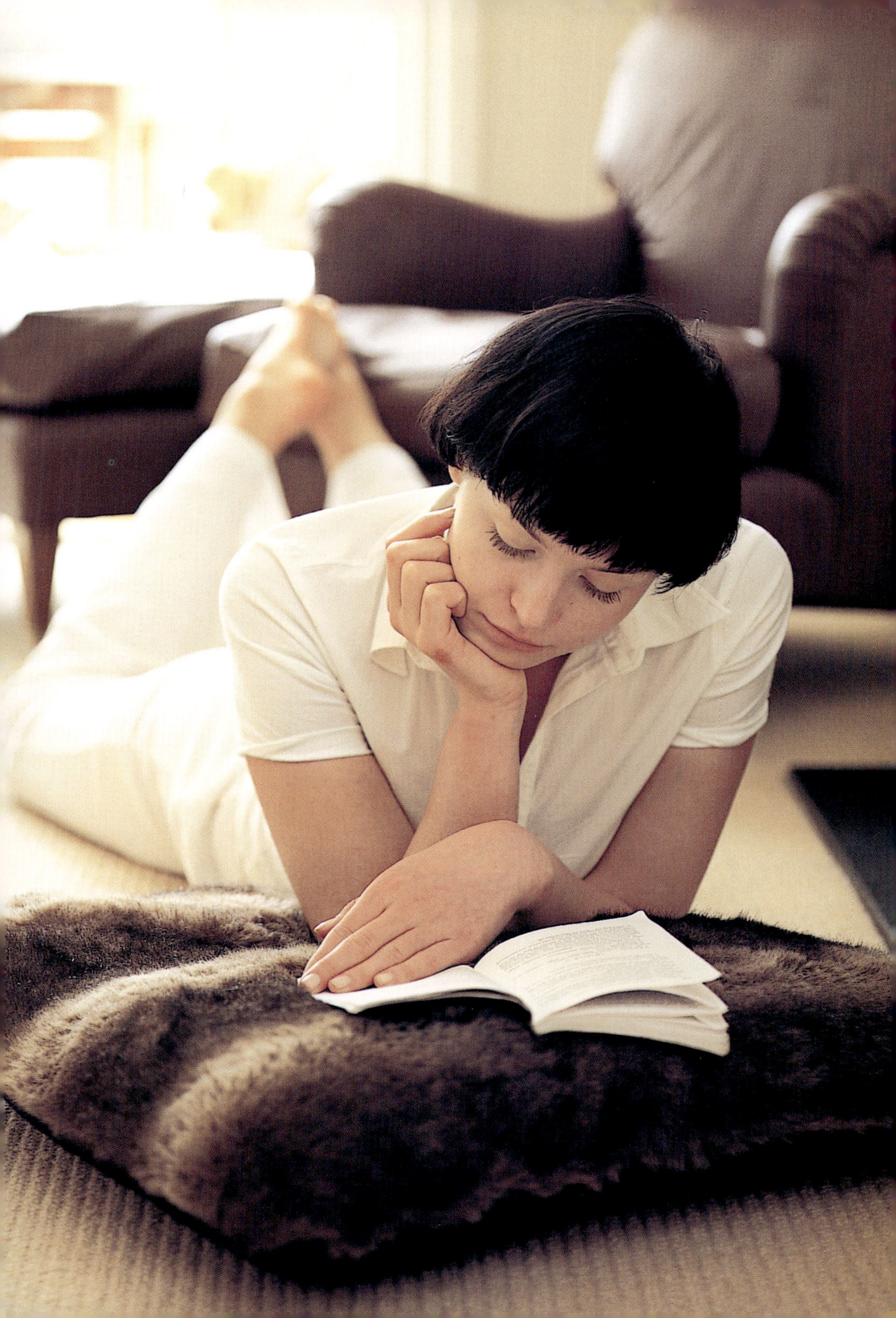

Des muscles importants

Vous devez apprendre à considérer les muscles de votre visage comme le fait celui ou celle qui fait travailler sa ceinture abdominale afin de conserver un ventre plat.
De même que les «abdos» modèlent la silhouette, les muscles faciaux dessinent les contours du visage. La structure fondamentale reste bien évidemment affaire d'héritage génétique, et contre un gros nez ou des oreilles décollées, seule la chirurgie plastique a son mot à dire. Mais la gymnastique faciale peut vous offrir un menton plus décidé, des yeux moins enfoncés, des lèvres ou des joues plus pleines.
Les muscles du visage sont composés de deux, voire trois couches, dont l'une s'insère généralement sur l'os, l'autre sur une gaine ou du tissu conjonctif. Par l'exercice, vous apprenez à sentir vos muscles travailler et à reconnaître quand ils le font à mauvais escient, produisant les nombreux tics, froncements et grimaces qui tirent les traits vers le bas – la peau accompagnant à terme l'affaissement des muscles dont elle est solidaire.
On ne le sait pas assez, mais un froncement des sourcils ou du front exige deux fois plus d'effort musculaire qu'un sourire; dans le second cas, seuls les zygomatiques sont impliqués, tandis que le premier met en jeu deux ou trois muscles.
Tous les muscles vieillissent. L'affaissement qui en découle débute subtilement et lentement entre vingt et trente ans, commence à se manifester chez certains pendant la trentaine pour devenir une véritable préoccupation chez les quadragénaires. Pourtant, une gymnastique faciale et des massages appropriés peuvent «remonter» les traits du visage – de façon de moins en moins spectaculaire au fur et à mesure que l'on avance en âge.

Une expérience éclairante

Si vous n'êtes toujours pas convaincu que les muscles faciaux modèlent le visage tout comme deltoïdes et pectoraux façonnent les épaules et la poitrine, prêtez-vous à l'expérience suivante. Placez-vous de dos devant un miroir posé au sol. Ecartez légèrement les pieds et penchez-vous en avant de façon à vous voir dans la glace avec la tête en bas. Ces replis de peau flasque que vous découvrez avec regret ne seraient pas ce qu'ils sont si vous possédiez encore les muscles toniques qui furent assurément les vôtres dans un passé plus ou moins lointain!
Reste à faire connaissance avec vos muscles faciaux sans devoir pour cela garder la tête en bas.
Si vous avez débuté les massages, vous êtes en mesure de localiser les différents muscles et les repérer au toucher. Les mouvements de gymnastique vont vous permettre de les faire travailler individuellement. Vous ne pouvez espérer y parvenir sur la totalité d'entre eux, mais si vous réussissez à contrôler les dix-sept muscles principaux (voir page 53), vous commencerez à voir votre visage se transformer.

« Sentir » son visage

S'ils sont les plus sollicités, les muscles faciaux ne sont pas les plus faciles à contrôler. Nous sommes nombreux à être incapables de faire palpiter nos narines, remuer les oreilles ou faire glisser d'avant en arrière le cuir chevelu car les muscles concernés par ces mouvements ne sont pas d'un usage quotidien. Ils sont d'ailleurs sans effet notable sur le modelé et la fermeté du visage, et il n'est donc pas indispensable de les intégrer à vos séances régulières de gymnastique faciale. Il en existe d'autres, en revanche, que vous devez apprendre à exercer.

Il ne s'agit pas de muscles totalement inutilisés. Il arrive souvent qu'ils entrent en action durant le sommeil ou entraînés par des muscles plus importants, mais comment apprendre à les sentir et à les faire fonctionner de manière consciente ? Le processus s'assimile plus ou moins à l'apprentissage d'une langue étrangère. Il s'agit d'établir la relation entre des muscles et des mouvements donnés.

L'opiniâtreté n'est pas l'unique facteur de réussite ; il faut y ajouter de l'imagination. Visualiser des muscles dont vous connaissez le tracé mais que vous ne savez pas bien faire jouer peut contribuer à vous en donner le contrôle.

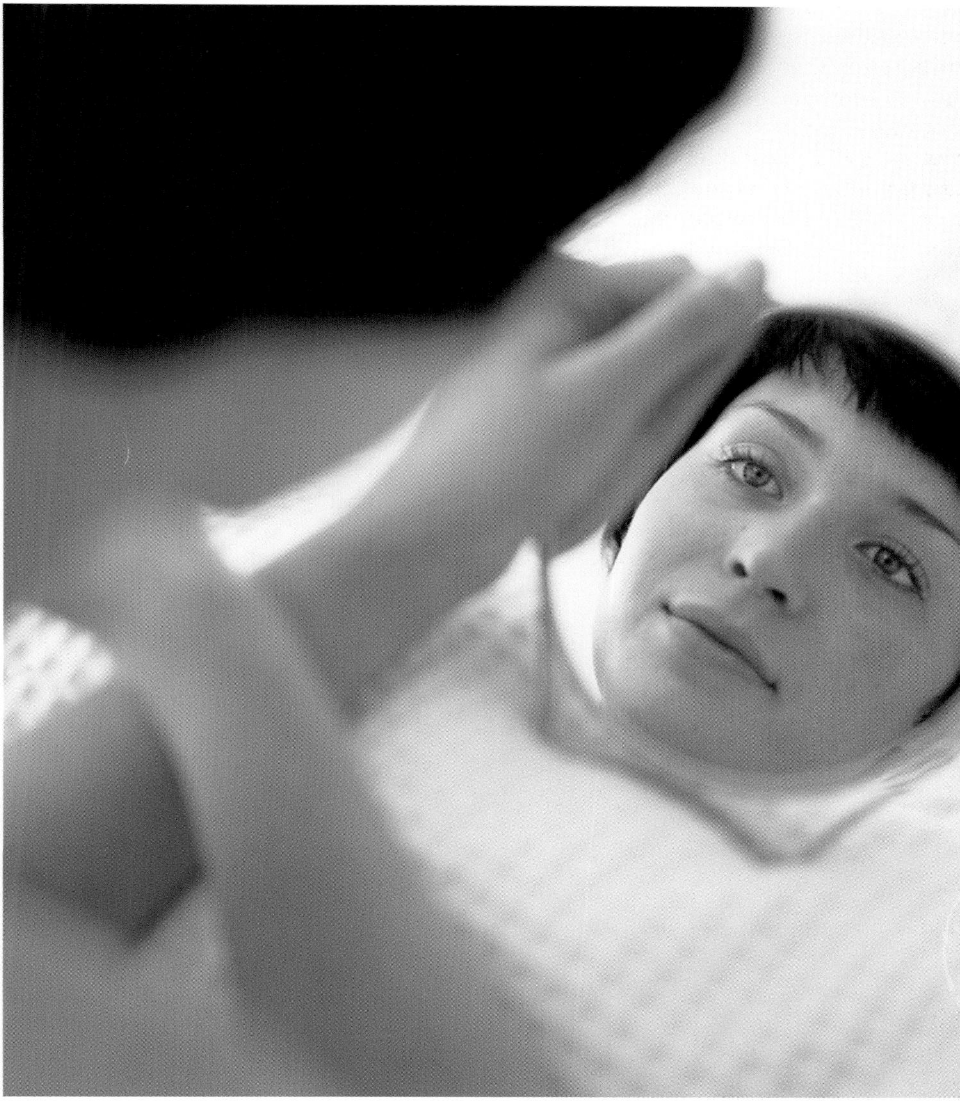

L'âge n'est pas une excuse

Plus tôt vous adopterez la pratique de la gymnastique faciale, meilleurs en seront les résultats. A vingt ans, elle vous permettra de repousser de plusieurs années l'apparition des rides: très élastiques, les muscles jeunes tirent les meilleurs bénéfices de l'exercice et sont moins sujets aux traumatismes.

En revanche, il n'est jamais trop tard pour s'atteler à la tâche. La gymnastique faciale est d'ailleurs recommandée après les interventions de chirurgie plastique – une chirurgie essentiellement pratiquée entre quarante et soixante ans. Certains chirurgiens recommandent même à leurs patients des exercices préopératoires propres à renforcer les muscles en vue de la future convalescence et qui entretiendront les résultats de l'intervention s'ils sont poursuivis.

Le vieillissement des muscles

C'est souvent au début de la trentaine que les muscles commencent à fondre: sans varier en nombre, leurs fibres perdent des protéines, entraînant une diminution de leur diamètre. Par ailleurs, le muscle ne retient plus aussi bien les fluides et tend à se dessécher. Il a également tendance à s'allonger sous l'effet des étirements répétés, ce qui finit par lui conférer une consistance flasque.

Il s'agit d'un processus lent et progressif, qui n'est flagrant que si vous comparez deux photos de vous prises à vingt ans d'intervalle. Les muscles de la partie supérieure du corps s'atrophient plus rapidement du fait qu'ils ne sont pas tenus de porter quotidiennement de lourdes charges. Cette diminution de volume s'accompagne d'une chute de la production par les glandes corticosurrénales et génitales des stéroïdes, des hormones qui assurent, entre autres, la souplesse de la peau. Il est possible, grâce à l'exercice physique, de ralentir le tarissement hormonal. A faire travailler ses muscles, il n'y a donc que des bénéfices à retirer.

Les bienfaits complémentaires

Les muscles peauciers ne sont pas les seuls à tirer profit de la gymnastique faciale. Il semble qu'elle agisse sur le tissu conjonctif avoisinant: en y augmentant l'apport en oxygène et en éléments nutritifs, elle stimulerait la croissance cellulaire dans les fibres élastiques à l'intérieur desquelles le collagène et l'élastine s'atrophient avec le temps. Ce phénomène contraste avec un amincissement de la couche superficielle de la peau contre lequel les produits cosmétiques les plus sophistiqués ne peuvent rien.

La graisse fait également partie des éléments qui diminuent au cours du vieillissement. Ceux qui ont passé leur adolescence et leur âge adulte à considérer le tissu adipeux comme leur pire ennemi en viennent plus tard à le regretter, car ce sont les rides qui le remplacent, surtout là où la peau est particulièrement fine, comme sur le contour des yeux: la déperdition en tissu adipeux s'y traduit par des yeux enfoncés – effet souvent accentué par les cernes; plus la graisse se tarit, plus le regard s'assombrit. Il existe un remède consistant à augmenter sa ration calorique quotidienne et à accepter parallèlement de voir s'alourdir les formes du corps, mais la gymnastique faciale, qui comble les vides par du tissu musculaire, constitue une solution plus attrayante.

Les muscles du visage

Le visage compte à lui seul plus de cinquante muscles (voir schéma, page de droite), tandis que quarante autres, situés principalement

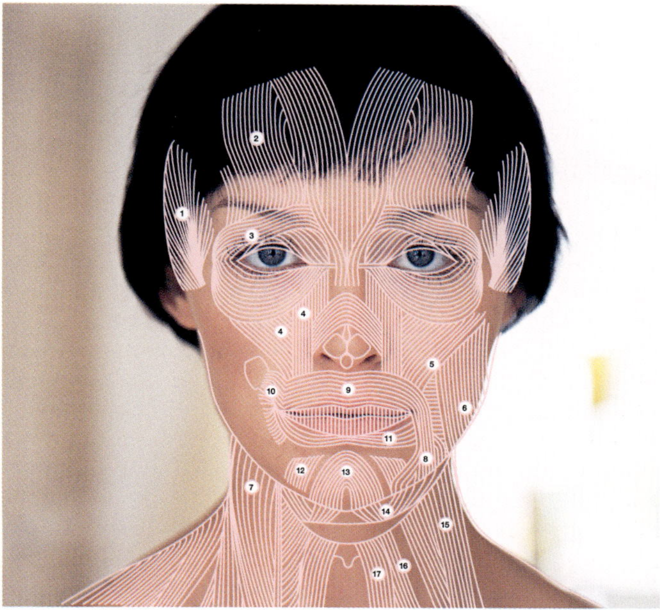

dans le cou et la partie supérieure des épaules, contribuent à ses mouvements. Rassurez-vous, vous n'aurez pas même à faire travailler la moitié d'entre eux pour entretenir la fermeté et le modelé de votre visage.

1 Temporal : muscle de la tempe qui régit la fermeture des mâchoires.

2 Frontal : muscle du front qui permet les haussements de sourcils.

3 Orbiculaire des paupières : muscle annulaire responsable des rides du rire et du sourire.

4 Elévateur commun du nez et de la lèvre supérieure : muscle qui relève la lèvre supérieure pour produire le sourire.

5 Zygomatique : muscle de la joue qui contribue aux mouvements de la bouche.

6 Masséter : muscle masticateur qui referme les mâchoires.

7 Sterno-cléido-mastoïdien : muscle qui relie le sternum et la clavicule au crâne et régit le pivotement de la tête.

8 Triangulaire des lèvres : on lui doit l'abaissement des commissures des lèvres qui témoigne d'un sentiment de déplaisir.

9 Orbiculaire des lèvres : muscle annulaire de la lèvre supérieure qui participe du mouvement des lèvres.

10 Buccinateur : muscle de la joue qui permet de tirer en arrière les commissures des lèvres.

11 Orbiculaire de la lèvre inférieure : muscle annulaire participant du mouvement des lèvres.

12 Carré du menton : muscle quadrangulaire situé sous la lèvre inférieure.

13 Houppe du menton : muscle central du menton.

14 Digastrique : muscle destiné à assurer la souplesse de la mâchoire inférieure et responsable du « double menton ».

15 Scalène moyen : muscle triangulaire à trois côtés inégaux.

16 Omo-hyoïdien : muscle de l'omoplate.

17 Sterno-hyoïdien : muscle qui s'insère sur le sternum et l'os hyoïde situé au-dessus du larynx.

la posture

La vie sédentaire que nous menons généralement n'est pas tendre pour le visage. Accoutumés à nous affaler dans des fauteuils ou à laisser tomber les épaules, nous ne nous tenons droits que lorsque notre dos ou notre nuque nous rappellent douloureusement à l'ordre. Ces postures incorrectes ont également des effets négatifs sur le visage et le cou. Se tenir droit constitue en soi un exercice physique qui conditionne l'état des muscles du cou et du visage. Faiblesses et déformations musculaires au niveau du cou et des épaules engendrent des tensions contraires à une bonne circulation du sang dans le visage.

Toute posture implique de nombreuses parties du corps et plus particulièrement quatre, qui peuvent faire la différence en ce qui concerne le visage.

Le cou

L'enfant apprend à marcher beaucoup plus tard que les autres mammifères par la faute d'une tête disproportionnée qui abrite un cerveau plus volumineux. Les proportions sont rétablies chez l'adulte, dont le cou n'en doit pas moins soutenir une tête pesant quelque cinq kilos.

Nous portons généralement la tête beaucoup trop en arrière, donnant au cou fort à faire pour empêcher son poids de nous faire culbuter sur le dos. La tension ainsi engendrée dans le cou entraîne une mauvaise irrigation du visage et prive d'exercice les muscles destinés à soutenir la tête, concourant à leur atrophie. Un cou ridé traduit visiblement ce défaut de posture – ce dont on se passerait volontiers sachant que le cou vieillit déjà de lui-même plus vite que le visage.

Exécutés quotidiennement, certains mouvements du cou permettent de le détendre. Dans l'expiration, relâchez les épaules et laissez tomber la tête en avant. Basculez-la ensuite en arrière pour qu'elle repose au sommet de l'épine dorsale, puis d'un côté et de l'autre. Des craquements souligneront probablement le dénouement des points névralgiques.

La visualisation doit vous aider à placer votre cou dans le prolongement de la colonne vertébrale, ce qui est sa position correcte. Tandis que vous vous trouvez assis ou debout à vaquer à vos occupations, imaginez un fil fixé au sommet de votre crâne et qui le tire vers le haut ; vous redresserez ainsi l'articulation cruciale entre le crâne et la première vertèbre. Si vous préférez, envisagez votre tête comme un ballon de baudruche tirant sur sa ficelle. Ce faisant, ne haussez pas les épaules mais gardez-les largement étendues, éloignées des oreilles.

Le haut du dos et les épaules

Quiconque s'aperçoit qu'il se tient mal s'empresse de rejeter les épaules en arrière comme au défilé, ce qui engendre une tension dans le cou et les épaules, tasse la colonne vertébrale et réduit la capacité respiratoire. Ce qu'il faut simplement, c'est étirer votre colonne vertébrale pour augmenter l'espace intervertébral.

Imaginez vos omoplates, confortablement séparées l'une de l'autre, tombant de vos oreilles vers vos fesses. Vous ouvrez ainsi la cage thoracique, permettant aux muscles du dos de s'étirer et donnant aux poumons tout le volume d'expansion souhaitable.

Le bassin

C'est dans le bassin que se situe le centre de gravité du corps, son point d'équilibre. Il suffit pour s'en convaincre de regarder marcher une danseuse qui fait glisser tout le bas de son corps à partir des hanches. Nous marchons souvent penchés en avant, ce qui impose une surcharge à la partie inférieure du dos et fait disgracieusement pointer les fesses vers l'arrière. Pour corriger ce défaut, pratiquez fréquemment des mouvements de bascule du bassin vers l'avant.

Les pieds

C'est probablement la partie du corps que nous négligeons le plus et traitons le plus mal. Au nom de la mode, vos pieds se retrouvent serrés dans des chaussures dont la forme n'a rien de commun avec leur anatomie, d'où s'ensuivent oignons, ampoules et cors douloureux. Les pieds nus ou souplement chaussés, tenez-vous debout sur le sol, les pieds à l'écart des épaules. Répartissez votre poids entre le talon, la plante et les orteils légèrement écartés.

Ne pesez pas plus sur un pied que sur l'autre car tout déséquilibre se transmet à la hanche puis à la colonne vertébrale qui se déforme pour le compenser, faisant porter de la tension sur le cou.

Prenez votre temps

Le «tout, tout de suite» n'a pas cours en matière d'exercice physique. Ne cherchez pas à sauter les étapes pour arriver plus vite au résultat; non seulement vous échoueriez mais l'intensité de l'effort fourni vous pousserait probablement à abandonner la partie pour vous retourner vers les crèmes «miracles».

A court terme, vous êtes en droit d'espérer en quelques minutes d'exercice une amélioration de votre teint, due non pas à un raffermissement musculaire mais à l'activation de la circulation sanguine et lymphatique. Vous obtiendriez le même résultat à exécuter le mouvement du poirier pendant quelques minutes chaque matin. L'effet ne se prolonge pas au-delà d'une journée et doit être réitéré quotidiennement. En quelques semaines, vos joues, par exemple, peuvent gagner en fermeté. Il vous faudra faire preuve de plus de patience en ce qui concerne le cou et l'ovale du visage.

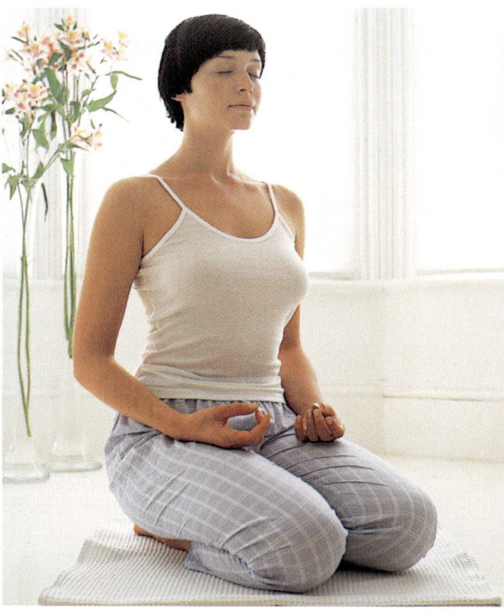

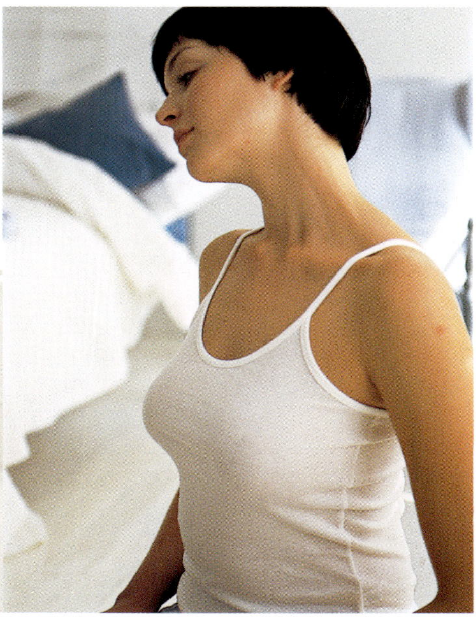

Trois étapes pour une belle mine

Les exercices qui composent les séances suivantes sont tous construits suivant un schéma en trois parties fondé sur des critères communs.

Trouver : avant de faire travailler un muscle, encore faut-il savoir le situer, ce qui n'est pas toujours évident. Les muscles en sommeil sont rien moins qu'apparents et il faut acquérir de la pratique pour localiser les plus petits d'entre eux. Dans un premier temps, exécutez les exercices devant un miroir (et tant mieux si cela provoque votre rire ; des pattes d'oie sont préférables à un front d'orage).

Résister : en procurant au muscle un point de résistance sur lequel s'exercer, on entrave momentanément la circulation dans le muscle, provoquant ensuite par réaction un afflux de sang ; mieux oxygéné, le muscle s'en trouve fortifié.

Se relaxer : après l'effort, il convient de relaxer le muscle qui vient de travailler, sous peine d'y engendrer des tensions et des raideurs à même de s'opposer à la libre circulation du sang et de provoquer des crampes.

Les clés de la gymnastique faciale

• Pour commencer, votre visage doit être parfaitement détendu (voir page 117).

• Sur un visage net, appliquez une crème légère ou une huile de façon à minimiser les étirements de la peau.

• Echauffez les muscles avant de les faire travailler.

• L'expérience venant, disposez un miroir à hauteur du visage de façon à vérifier que vous exécutez correctement les exercices.

• Ne tirez pas sur la peau : dans les exercices, c'est le muscle qui doit travailler, non la peau.

• Interrompez-vous à la moindre sensation douloureuse : elle signale que vous ne faites probablement pas travailler le bon muscle. Lisez les instructions, efforcez-vous de visualiser les muscles et concentrez-vous sur eux afin de réitérer l'exercice plus tard.

• Dans les exercices symétriques, faites travailler de façon identique les deux côtés du visage.

• Pratiquez autant que possible chaque jour : comme dans toute autre forme d'exercice visant à raffermir les muscles, peu et souvent vaut mieux que beaucoup et irrégulièrement.

• Pratiquez à votre rythme : il y a plus à retirer d'un seul exercice bien fait que de plusieurs bâclés.

• Relaxez-vous entre deux exercices. La durée de relaxation doit égaler celle de l'exercice.

• Appliquez-vous à bien respirer et à ne pas bloquer votre respiration.

• N'omettez jamais en fin de séance le « retour au calme », même si vous êtes pressé ou fatigué.

Les séances de gymnastique faciale présentent sur d'autres types d'exercices corporels l'avantage de ne nécessiter ni matériel ni tenue vestimentaire particuliers. Elles peuvent virtuellement se pratiquer n'importe où et n'importe quand, dans la salle de bains mais aussi dans les embouteillages, les files d'attente ou au bureau.

Avant et après

Quel que soit l'exercice physique pratiqué, toute séance doit débuter par un échauffement et s'achever par un retour au calme. L'échauffement a pour but de détendre les muscles et d'y activer la circulation avant le travail, le retour au calme d'éviter crampes et courbatures. Le visage ne fait pas exception à cette règle.

Echauffement : debout ou assis bien droit, tendez les bras sur les côtés à hauteur d'épaules. Exécutez de petits cercles de bras vers l'arrière, puis vers l'avant. Répétez trois à cinq fois chaque série, en augmentant chaque fois l'ampleur du mouvement. Vous libérerez ainsi la région de la gorge et du cou, en améliorant leur circulation sanguine.

Retour au calme : répétez les échauffements, puis laissez-vous tomber en avant jusqu'à toucher les genoux avec la tête. Le haut du corps doit être complètement relâché, les bras pendants. Inspirez et expirez profondément.

Cet exercice favorise la circulation lymphatique et l'élimination des toxines accumulées durant la séance.

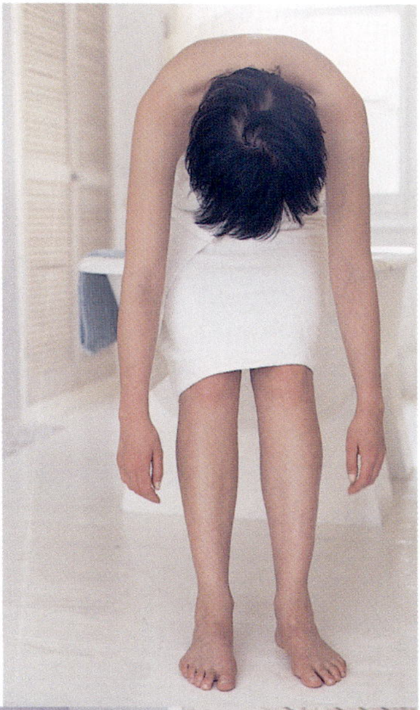

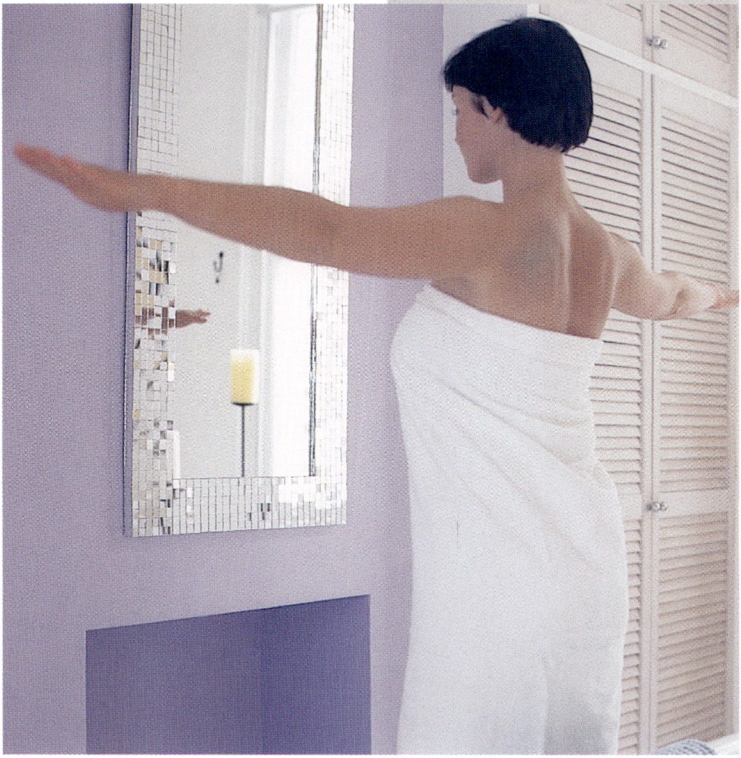

Exercices quotidiens

Vous n'êtes pas tenu de les pratiquer tous. Choisissez-en quatre ou cinq en fonction des zones que vous voulez améliorer; ne consacrez pas plus d'une minute à chacun. Dans un premier temps, vous pratiquerez les exercices chez vous, avec un miroir et ce livre, jusqu'à ce que vous puissiez vous en passer.

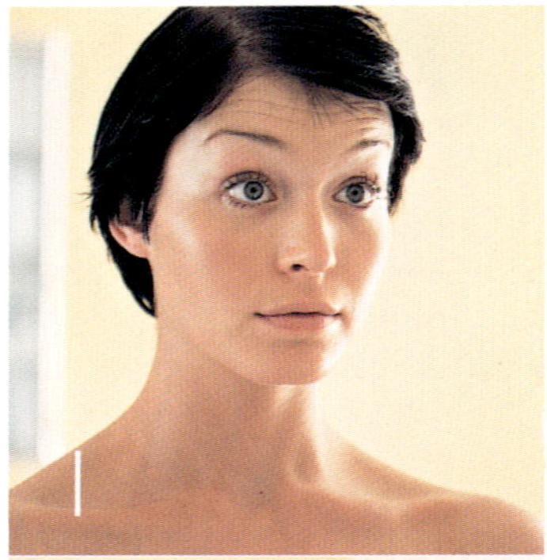

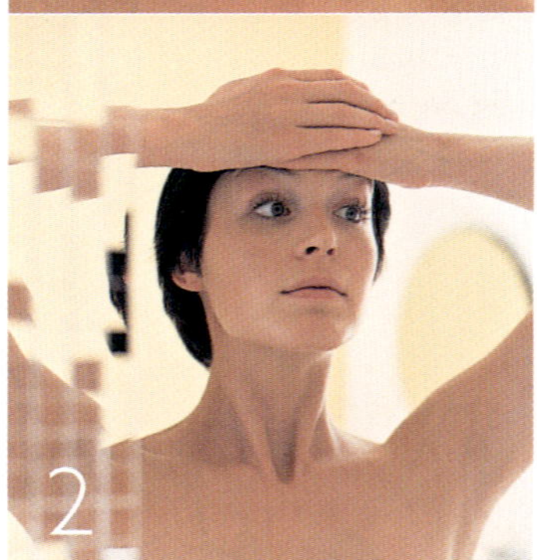

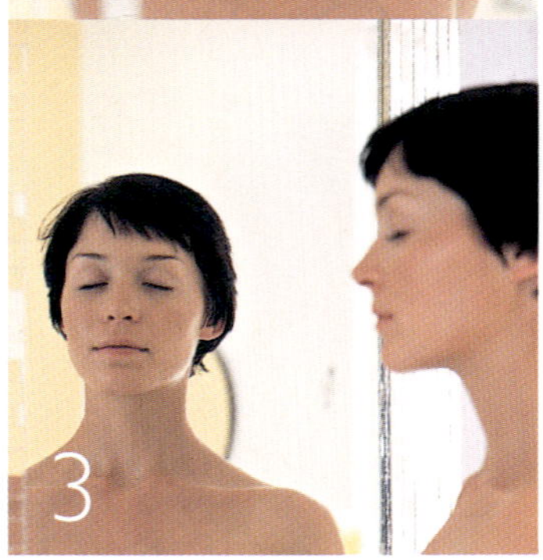

Le front

En exerçant le muscle frontal qui longe les sourcils, vous préviendrez ou réduirez les rides horizontales.

1 Il suffit de hausser les sourcils pour situer le frontal.

2 Superposez vos mains sur le front, doigts vers l'intérieur et appuyez. N'ayez pas peur d'exercer une pression ferme: le frontal est le seul muscle facial qui soit rattaché aux deux extrémités. Haussez le muscle vers le cuir chevelu en opposition à la pression. Tenez la pose cinq secondes, relâchez. Répétez quatre fois.

3 Pour relaxer le muscle, fermez les yeux et louchez pendant cinq à dix secondes. Répétez trois ou quatre fois.

Les yeux

En exerçant l'orbiculaire de l'œil, vous lutterez contre les paupières tombantes et limiterez les pattes d'oie en précocité et en importance.

1 Fermez les yeux et concentrez fortement votre regard. Vous sentez ainsi la présence du muscle qui encercle l'œil.

2 Les yeux toujours fermés, serrez étroitement les paupières en faisant loucher les pupilles. Tenez la pose quelques secondes, puis écarquillez les yeux le plus largement possible et fixez aussitôt un point de manière à recentrer la pupille.

3 Clignez rapidement des yeux dix à quinze fois, puis refermez-les normalement. Attendez de sentir vos pupilles revenir à la normale avant d'ouvrir les yeux.

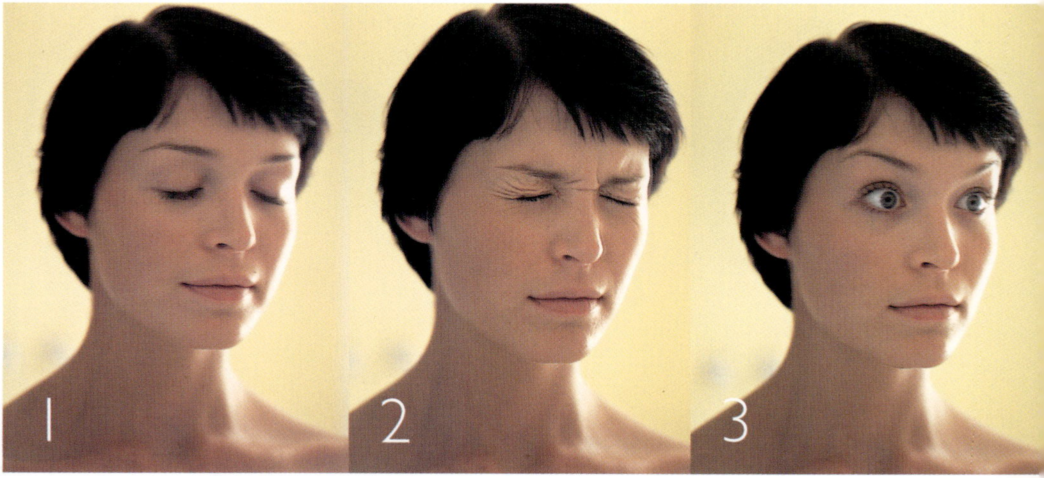

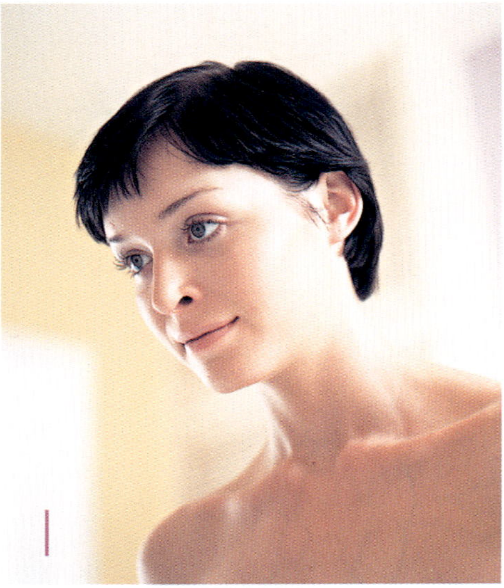

Le nez

En exerçant le dilatateur des narines, relié au maxillaire supérieur au point d'insertion de la canine, on le raffermit et on lui conserve sa souplesse, empêchant le nez de s'épater (ce qu'il fait avec l'âge).

1 Dilatez les narines en inspirant lentement et profondément. Retroussez le nez et reniflez. Contractez les narines dans l'expiration. Répétez six ou sept fois.

2 Répétez l'exercice en maintenant les narines entre le pouce et l'index. Expirez lentement par le nez jusqu'à creuser votre poitrine.

3 L'index posé sur le bout du nez poussez-le vers le haut ; tirez-le vers le bas entre le pouce et l'index. Répétez quatre ou cinq fois.

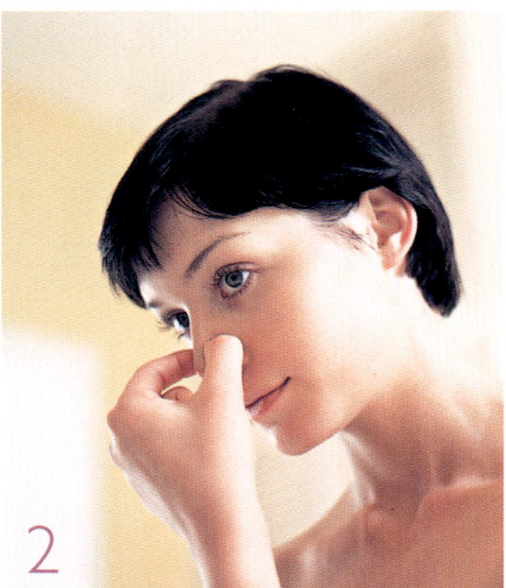

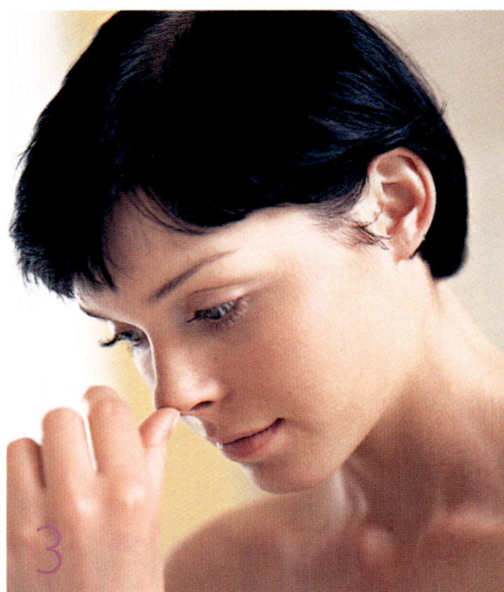

La bouche et le menton

En exerçant le carré du menton qui actionne la lèvre inférieure, ainsi que le petit muscle triangulaire du menton, on prévient l'affaissement des commissures des lèvres et du menton et l'apparition des bajoues. On améliore également le modelé et la fermeté des lèvres.

1 Entrouvrez les lèvres en gardant les dents serrées. Ecartez-les latéralement jusqu'à laisser apparaître la rangée de dents inférieure.

2 Appuyez vos index aux coins des lèvres et exercez un effort musculaire vers le bas s'opposant à la résistance des doigts.

3 Entrouvrez la bouche et secouez légèrement la tête pour évacuer la tension engendrée dans la région du menton.

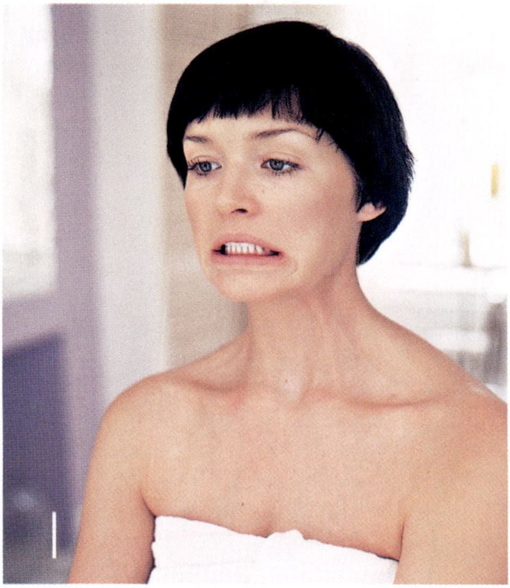
1

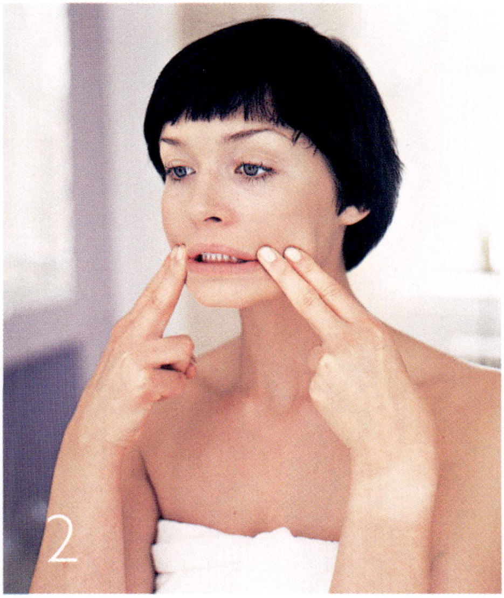
2

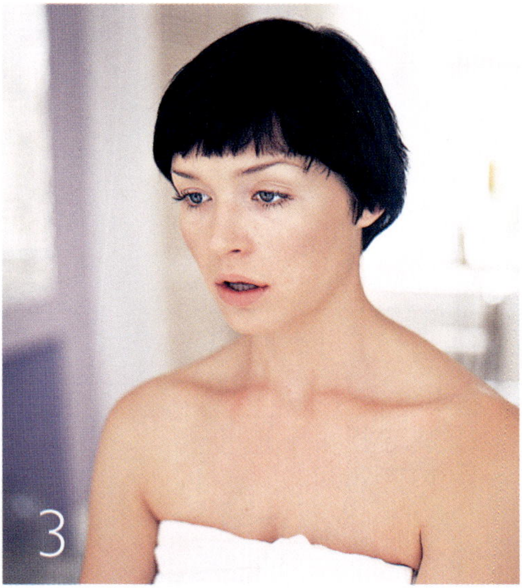
3

Le cou

En exerçant les quatre principaux muscles jumeaux longitudinaux du cou, on raffermit la gorge et lutte contre l'affaissement tissulaire des seins, tout en amélioration la circulation sur la totalité du visage.

1 Penchez la tête en arrière et relevez la mâchoire inférieure en poussant le menton en avant de façon que les dents inférieures se superposent aux supérieures. Vous sentez les muscles du cou s'étirer au maximum. Videz complètement la poitrine de son air.

2 Faites pivoter alternativement la tête à droite puis à gauche en vous efforçant de regarder par-dessus votre épaule. Répétez le mouvement en maintenant le cou entre le pouce et les autres doigts.

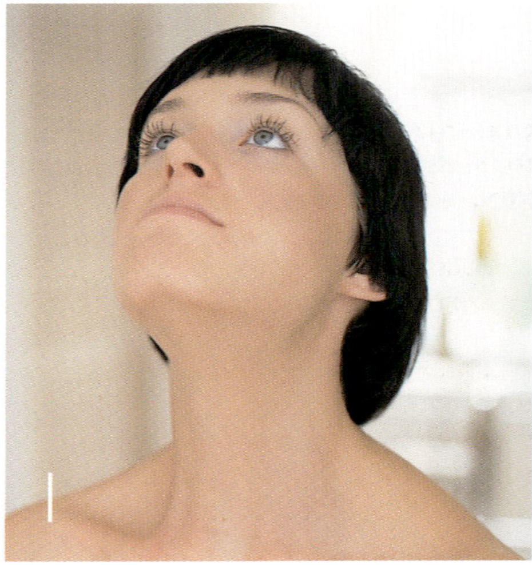

3 Laissez tomber la tête en avant et balancez-la plusieurs fois en douceur, d'abord de bas en haut puis de droite à gauche.

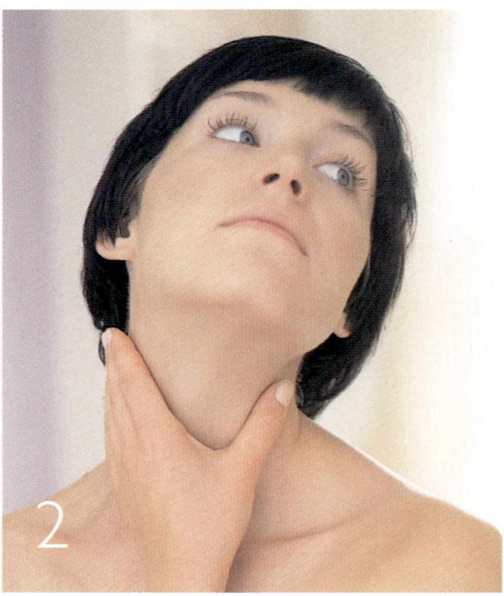

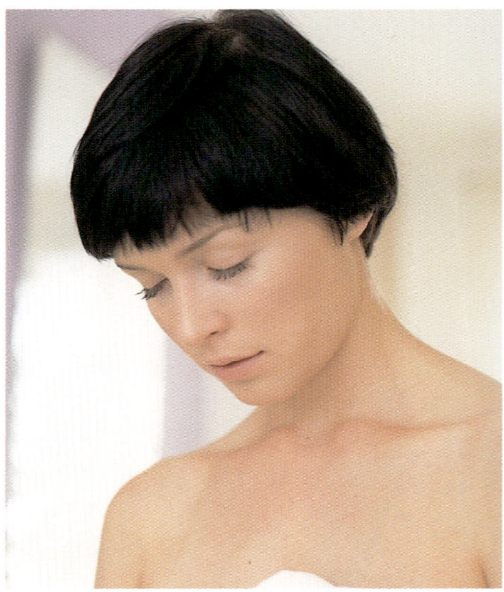

Des exercices spécialisés pour zones à problèmes

Les rides du front

En exerçant la partie centrale du muscle frontal, on lisse les rides horizontales qui barrent le front.

1 Haussez les sourcils, écarquillez les yeux et fixez un point situé droit devant vous.

2 Placez l'extrémité de l'index et du majeur ou de l'annulaire au-dessus de la ligne des sourcils et haussez les sourcils en vous opposant à la résistance exercée par les doigts.

3 Avec trois doigts de chaque main, exercez une légère pression au-dessus des sourcils et secouez doucement la tête.

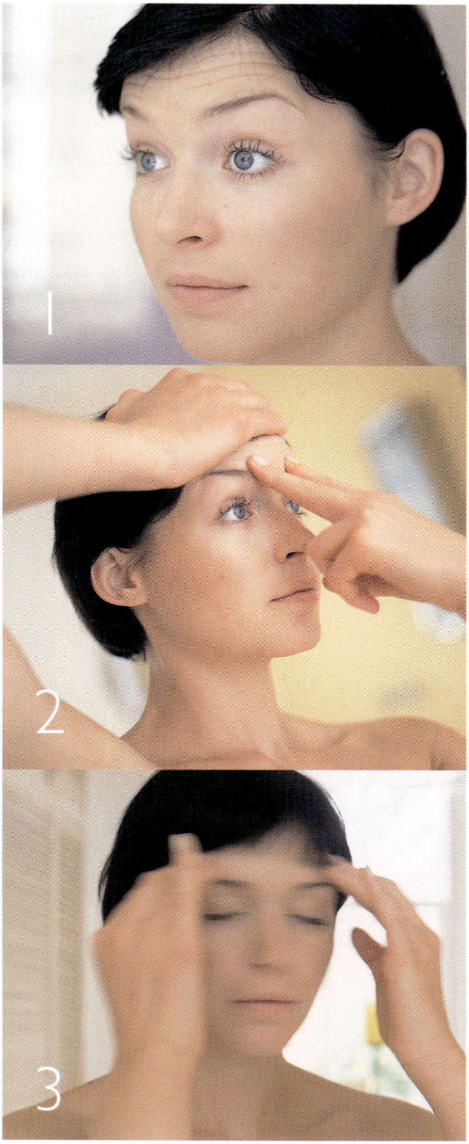

Les rides du rire

En exerçant les muscles releveurs de la lèvre supérieure, on réduit l'importance des rides qui courent des ailes du nez aux coins de la bouche.

1 Relevez les coins de la bouche et retroussez la lèvre supérieure, découvrant les dents du haut. La bouche s'entrouvre d'environ deux centimètres. Les muscles de la bouche et du cou doivent rester détendus. Vous devez ressentir une tension dans le gras des joues.

2 Gonflez d'air une des joues, faites-le passer dans l'autre, puis gonflez les deux joues ainsi que l'espace situé entre la bouche et le nez, jusqu'à effacer complètement toute ride verticale ou horizontale. « Mâchez » l'air. Répétez cinq à dix fois.

3 Entrouvrez d'un petit centimètre des lèvres légèrement boudeuses, comme pour souffler des bulles de savon, et expirez lentement.

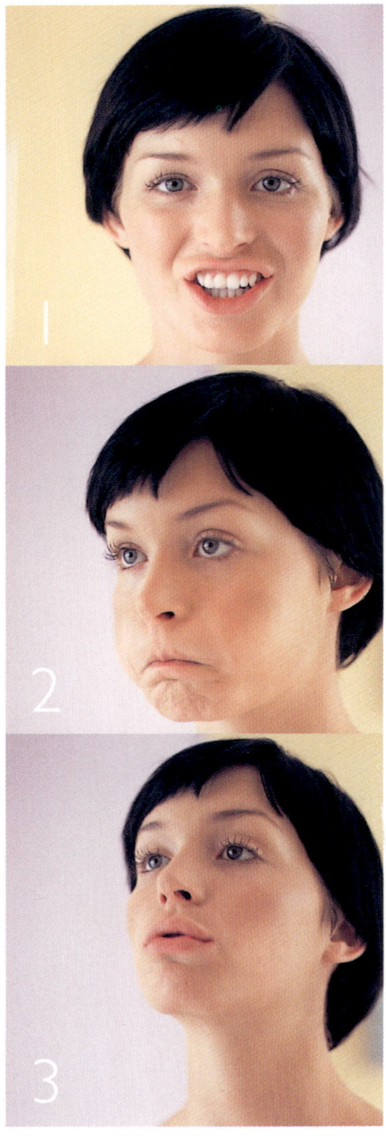

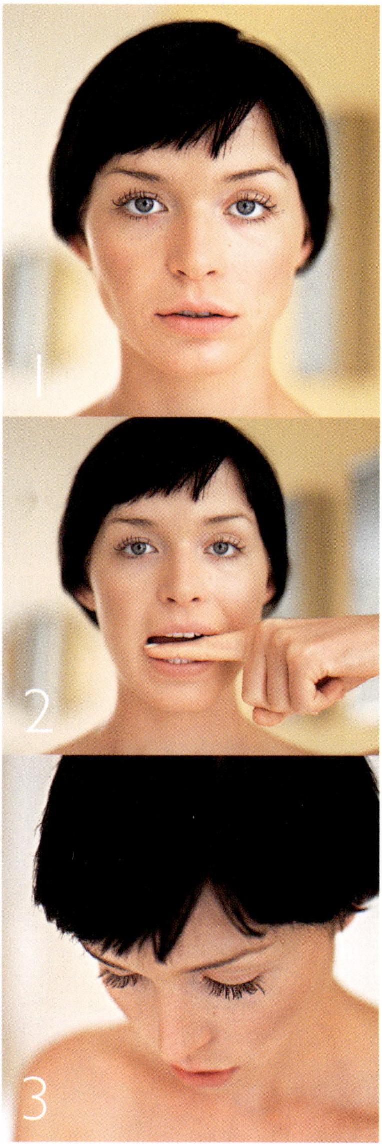

Les bajoues

En exerçant le masséter – le muscle de la mastication – vous contribuez à conserver aux joues leur modelé et raffermissez la ligne de la mâchoire.

1 Serrez fortement les dents pendant dix à vingt secondes, en accentuant progressivement la pression. Vous devez sentir le muscle se contracter.

2 Posez un index tendu sur la rangée de dents inférieure et poussez ces dents vers le haut, contre la résistance du doigt. Tenez dix secondes.

3 Laissez tomber la tête en avant en détendant le cou et faites pivoter doucement la tête de droite à gauche comme en signe de dénégation.

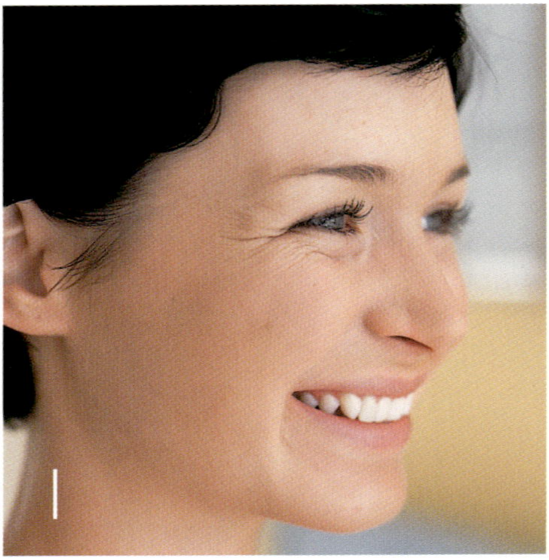
1

Les pattes d'oie

Il s'agit de faire travailler l'orbiculaire des paupières – muscle annulaire qui, du fait qu'il se contracte dans le rire ou le sourire, est responsable des pattes d'oie.

1 Plissez les yeux de façon à faire apparaître clairement les rides en pattes d'oie au bord externe de l'œil.

2 Posez sur les pattes d'oie les trois doigts centraux de chaque main à l'horizontale, pointant vers le centre du visage.

3 Appuyez fermement les doigts et efforcez-vous de reformer les pattes d'oie contre la résistance ainsi créée.

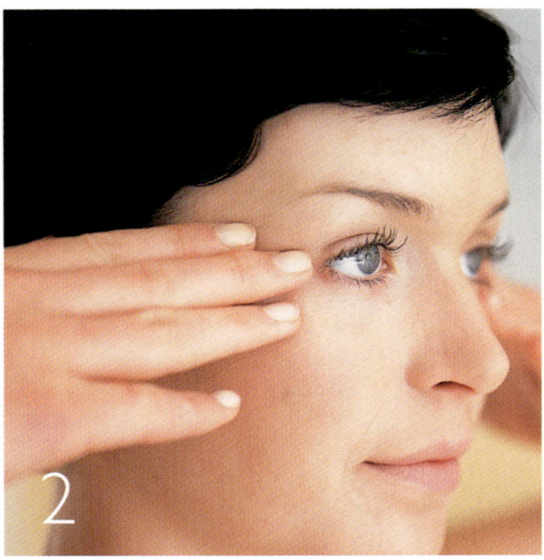
2

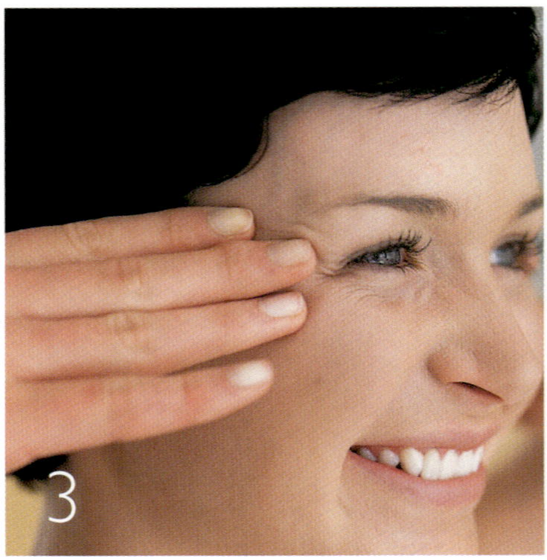
3

Les rides du lion

Il s'agit d'exercer le muscle sourcilier, responsable des rides verticales qui se forment du fait de la répétition des froncements de sourcils.

1 Froncez légèrement les sourcils, puis relâchez.

2 Posez les trois doigts centraux de chaque main sur le muscle temporal, à l'extrémité de chaque sourcil ; froncez à nouveau les sourcils de façon à sentir la traction qui s'exerce sur vos doigts.

3 Fermez les yeux et provoquez le relâchement des muscles par de légers mouvements vibratoires du bout des doigts.

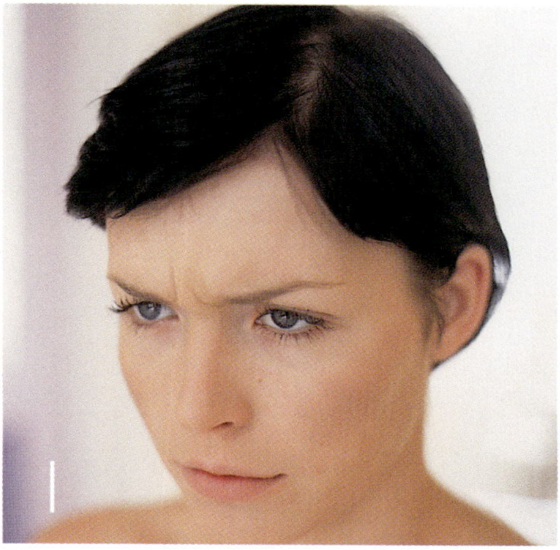

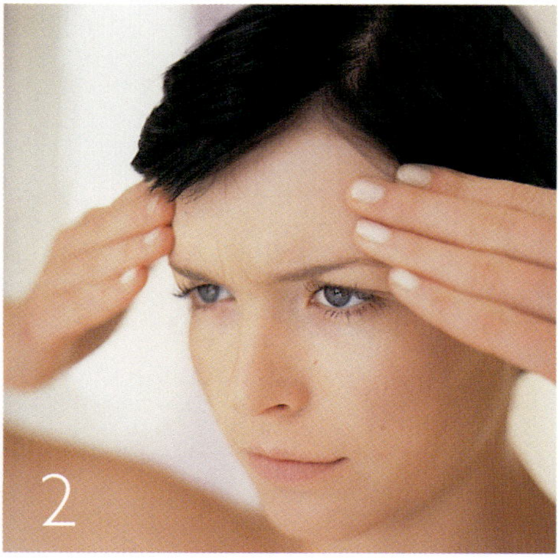

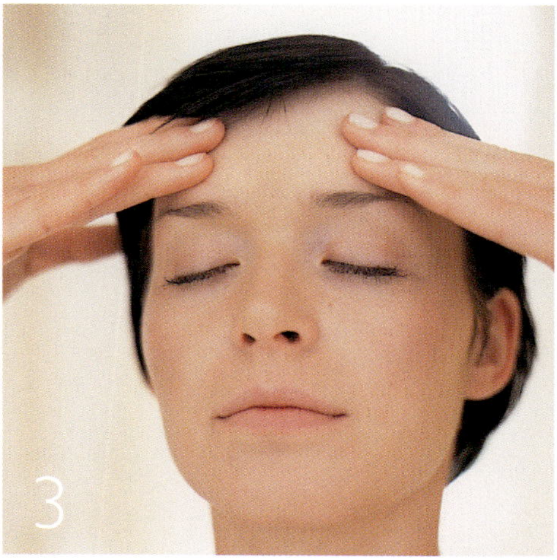

Double menton

Il s'agit d'exercer le muscle sterno-hyoïdien qui s'insère sur le sternum et se contracte lorsque vous mâchez ou pointez le menton en avant.

1 Tenez-vous tête droite, épaules serrées. Faites basculer la langue vers l'arrière en suivant le palais et poussez le plus possible vers l'arrière, comme si vous vouliez avaler votre langue. Si le mouvement vous paraît tirer trop fortement sur la peau, entrouvrez la bouche.

2 Effectuez quatre à cinq mouvements de déglutition.

3 Penchez la tête en avant, entrouvrez la bouche et faites basculer la tête de droite à gauche en gardant les mâchoires détendues.

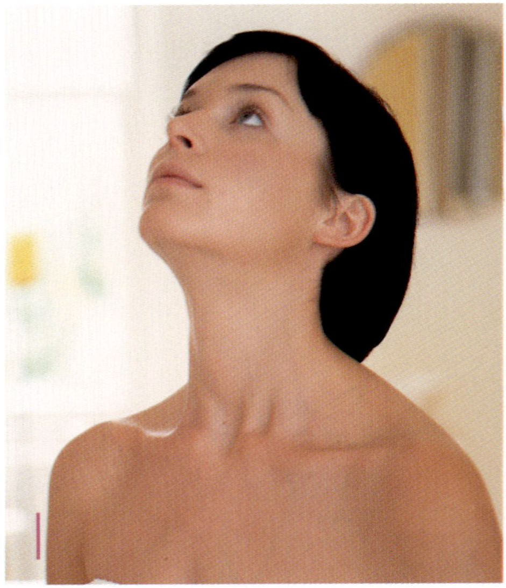

1

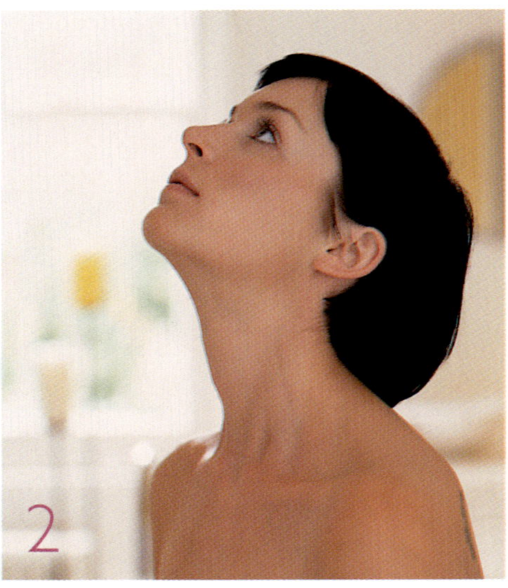

2

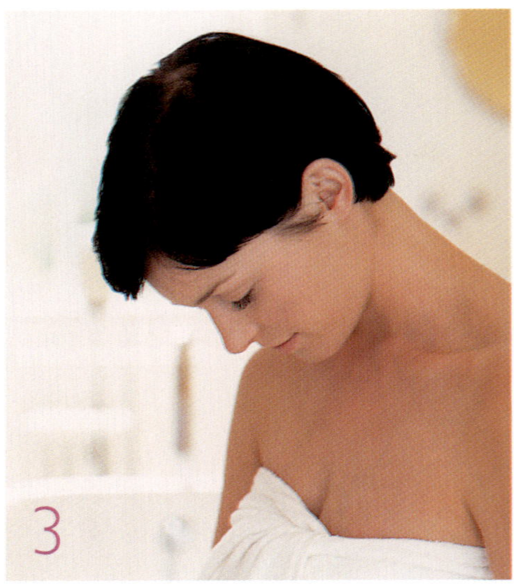

3

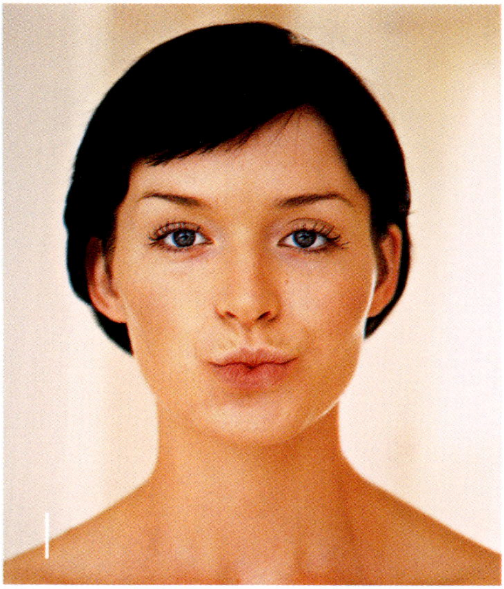

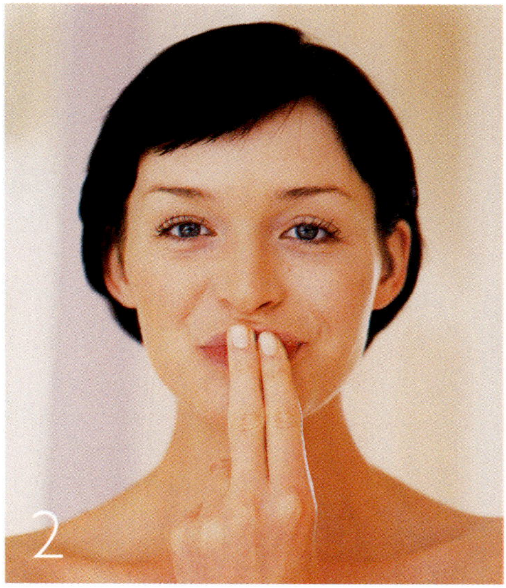

Rides de la lèvre supérieure et joues flasques

Il s'agit ici d'exercer le muscle orbiculaire des lèvres et de détendre l'élévateur de la lèvre supérieure qui la relève lors du sourire.

1 Avancez fortement les lèvres comme pour accentuer un baiser.

2 Répétez le geste en pressant sur vos lèvres deux doigts d'une main.

3 Gonflez vos lèvres comme pour produire un hennissement.

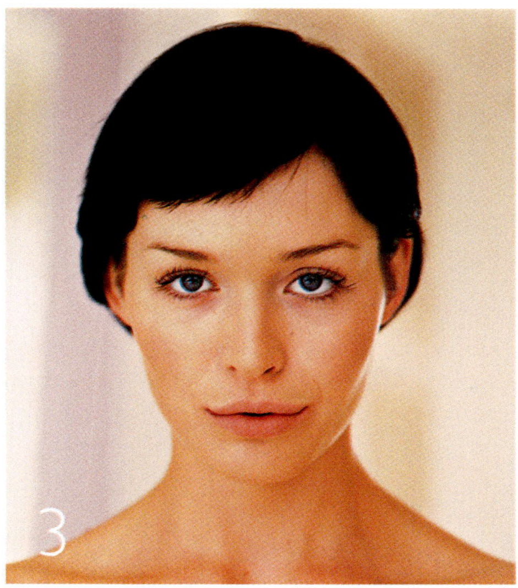

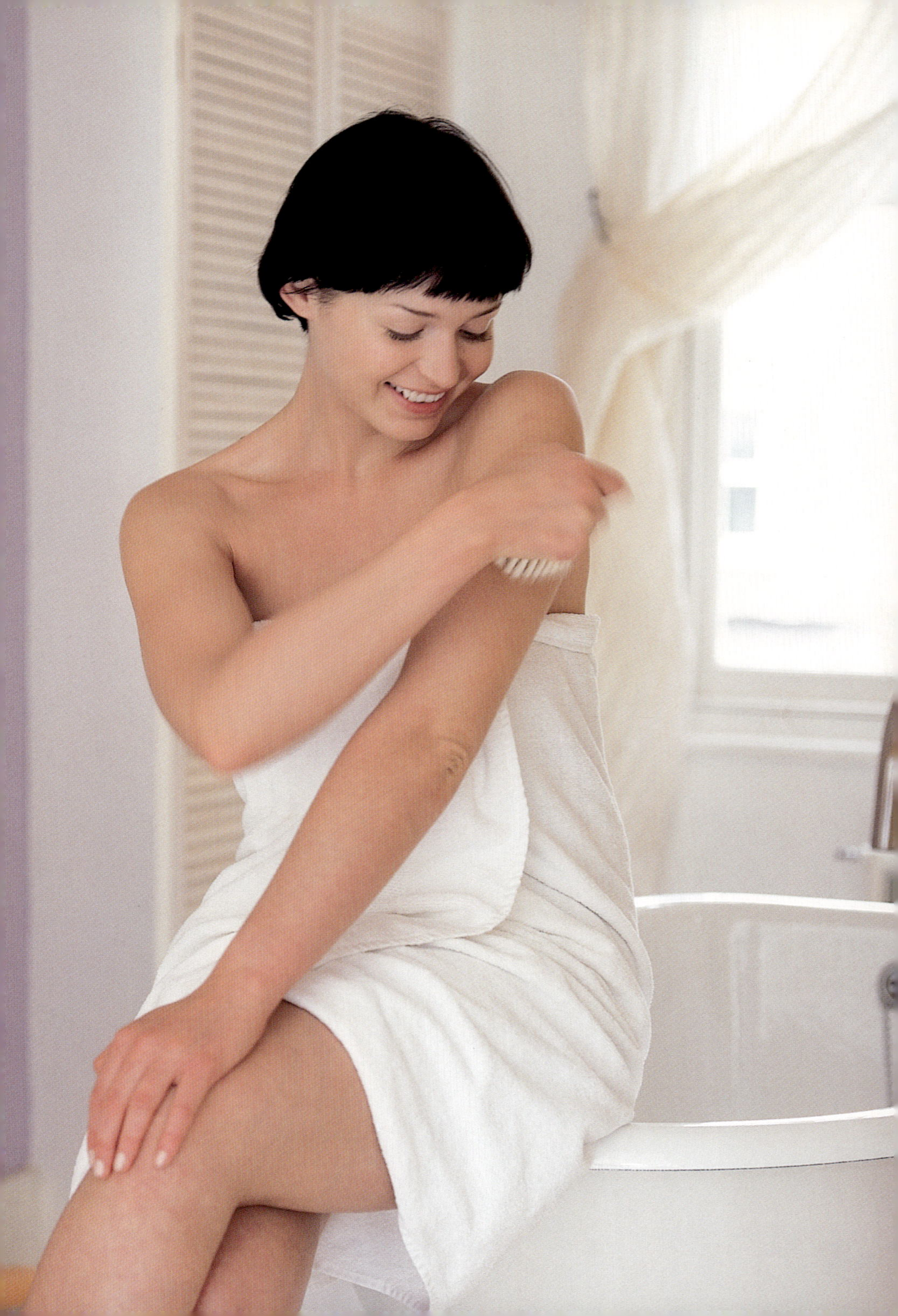

Faites peau neuve

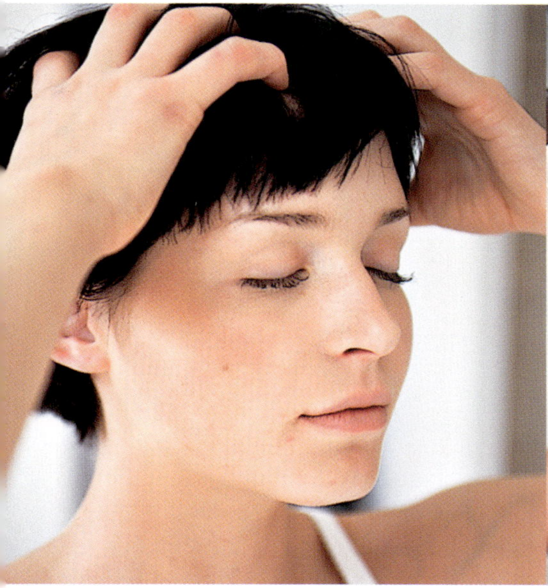

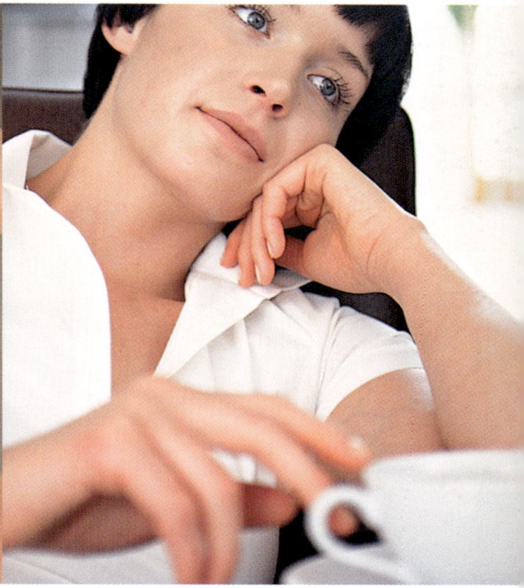

Un problème de toxines

Pour bon nombre d'entre nous, nettoyer son visage se limite à y promener des disques de coton hydrophile imbibés d'une solution achetée dans le commerce. L'arrivée sur le marché des pains dermatologiques « sans savon », des strips débouche-pores et des gels purifiants, pour ne citer que quelques nouveautés, a fait grimper en flèche le chiffre des ventes, en particulier parmi la clientèle des trente-quarante ans. Ce type de produits représente aujourd'hui le quart des ventes de cosmétiques, et les chiffres ne cessent de progresser d'année en année.

Les produits de toilette se composent généralement d'une huile minérale additionnée d'eau, d'alcool, d'antibactériens, de conservateurs, d'épaississants, d'additifs parfumés et de cires. Ils contiennent souvent du propylparaben, un bactéricide efficace mais susceptible de provoquer des dermites. L'allantoïne, qui entre dans les formules en tant qu'adoucissant, est potentiellement irritante, et le propylène glycol, incorporé comme agent hydratant, provoque souvent des réactions – il est d'ailleurs question de l'interdire. En résumé, ces produits nettoient effectivement la peau, mais leur innocuité est loin d'être garantie.

Plus important encore, les problèmes de peau ne sont que rarement à traiter en surface, comme le font les cosmétiques. Une éruption, par exemple, relève souvent d'une réaction allergique à un aliment ou d'un dysfonctionnement organique. Une peau saine dépend essentiellement de l'irrigation du derme par un sang à la composition satisfaisante et d'une élimination efficace des toxines.

Lorsque la peau est mal irriguée, que le sang véhicule une trop forte proportion de toxines ou que les déchets sont insuffisamment filtrés, la peau manifeste cette sous-alimentation ou cet encrassage sous forme de boutons, rougeurs et points noirs. Même si un simple traitement local peut venir à bout de ces désagréments, ils sont symptomatiques d'une peau stressée qui, comme tout autre organe dans ce cas, vieillit plus vite que la normale.

Un organisme en surcharge

La peau est le plus étendu des organes excréteurs du corps. Elle évacue par ses pores de l'eau, de l'urée, de l'acide urique et des sels, mais ce sont majoritairement le foie, les reins et le système lymphatique qui se chargent d'éliminer les déchets organiques. En revanche, quand ces derniers sont trop sollicités et incapables d'assumer leur tâche, la peau sert de décharge au trop-plein de toxines.

Si la peau reflète l'état de la circulation et des systèmes chargés de détoxiquer l'organisme, il n'y a rien d'étonnant à ce que les problèmes d'ordre dermatologique soient actuellement en progression. Alimentation trop riche en graisses, travail sédentaire, nourriture industrielle et pollution atmosphérique qui caractérisent le mode de vie dans les pays industrialisés, ont pour effet d'engorger nos différents dispositifs d'élimination.

Jamais organismes n'ont été aussi malmenés. L'industrie libère régulièrement dans l'atmosphère plus de 50 000 substances chimiques et ce sont plus de 350 millions de litres d'herbicides et de pesticides qui sont pulvérisés chaque année sur les produits alimentaires et les cultures.

Si l'on fait le compte des substances chimiques que nous absorbons par l'intermédiaire de la nourriture, de l'air que nous respirons, de l'eau, des médicaments et autres pesticides ou additifs, on en arrive à un total alarmant. Et c'est sans tenir compte des quelque 8 000 à 10 000 toxines potentiellement absorbées par la peau du fait de l'utilisation des cosmétiques et des produits de toilette.

Les toxines ont toujours circulé dans l'organisme en tant que sous-produits de décomposition ou de résultats de la digestion, pour en être évacuées par les dispositifs appropriés. Mais aussi sophistiqués que soient le foie et le système lymphatique, ils sont confrontés de nos jours à une surabondance de toxines auxquelles ils sont souvent incapables de faire face. Par ailleurs, les organes excréteurs perdent de leur performance au fil du temps, de sorte que les troubles engendrés par la toxicité, de la détérioration de la peau aux désordres intestinaux, ont tendance à augmenter avec l'âge.

Un filtre encrassé

Les toxines, qui s'accumulent dans le sang faute d'être correctement filtrées, posent à la peau deux problèmes majeurs. D'une part, elles produisent, pour la plupart, des radicaux libres qui détruisent les molécules d'oxygène et accélèrent le vieillissement par détérioration du tissu conjonctif, amincissement de la peau et réduction de la masse musculaire. D'autre part, elles entravent la circulation sanguine et accélèrent donc leur accumulation.

Le visage est le premier concerné par ces phénomènes. En médecine orientale, un front profondément creusé de rides est la conséquence directe d'une insuffisance hépatique et les poches sous les yeux traduisent un mauvais fonctionnement des reins. Les boutons résultent également d'une accumulation de toxines. De sorte que si vous êtes sujet aux problèmes de peau à répétition ou soupçonnez un vieillissement prématuré, vous gagnerez à appliquer l'une des nombreuses techniques qui améliorent la circulation et détoxiquent l'organisme.

Une action conjuguée

Le foie et la lymphe conjuguent leur action pour neutraliser et éliminer les substances nocives ; le foie prend en charge les substances métabolisées ou brûlées par l'organisme. Le métabolisme est comparable à un feu qui brûle le combustible en rejetant une fumée nocive. Le foie traite cette « fumée », qu'il transforme en éléments que l'organisme utilise, stocke ou élimine selon le cas.

L'opération se déroule en deux étapes, que l'on pourrait assimiler à la collecte des ordures ménagères et à leur enlèvement. Dans un premier temps, les enzymes hépatiques s'agglomèrent aux molécules toxiques et les neutralisent, ensuite le foie produit des molécules qui libèrent les déchets dans le flux sanguin et les fait passer à travers le filtre des reins ou dans la bile puis dans l'intestin.

Les ganglions lymphatiques eux, sécrètent un liquide – la lymphe – qui contient des globules blancs spécifiquement adaptés à l'absorption des cellules mortes et autres déchets. Ces lymphocytes sont véhiculés par les vaisseaux lymphatiques jusqu'aux ganglions qui filtrent une partie des déchets. Le reste est transmis à la peau, au foie et aux reins et évacué sous forme de sueur, d'excréments ou d'urine.

Les problèmes de peau sont les premiers symptômes d'une mauvaise circulation lymphatique. Avec l'âge, cette paresse est souvent responsable d'une peau sèche desquamant par plaques, de vaisseaux apparents et de poches sous les yeux.

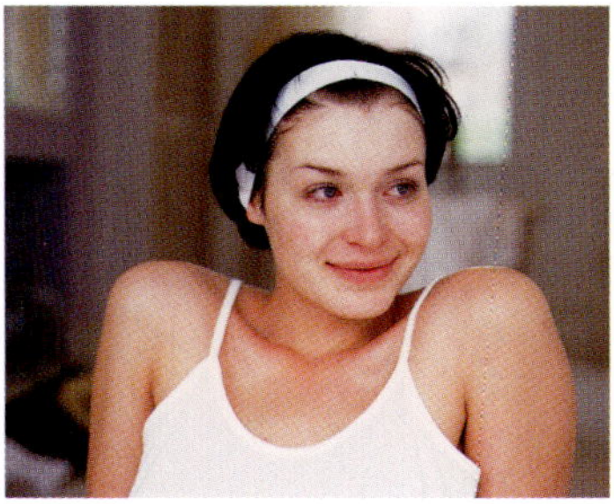

Un décrassage en profondeur

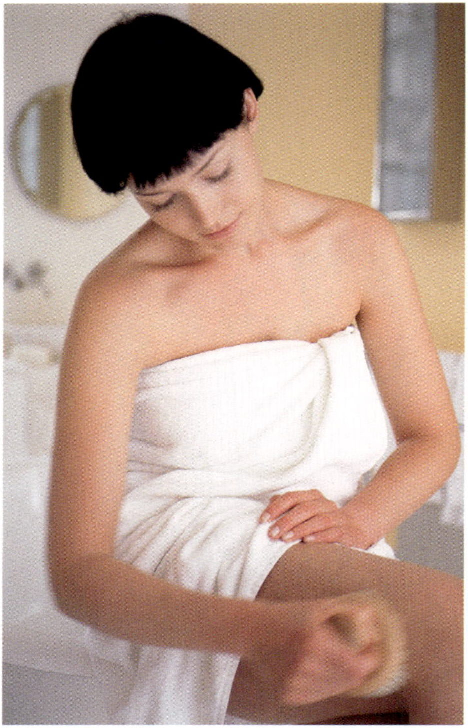

La détoxication doit intervenir à deux niveaux. Il s'agit d'abord de débarrasser le sang et la lymphe des sédiments toxiques accumulés, c'est-à-dire éviter l'absorption de toxines, accorder du répit au système digestif et stimuler la circulation lymphatique. Le deuxième volet de l'entreprise consiste à activer la circulation sanguine. Les deux processus sont réciproques – sang et lymphe assumant d'autant mieux leur fonction qu'ils sont nettoyés et vice-versa. En dernier lieu, une bonne exfoliation éliminera de l'épiderme cellules mortes et toxines.

La détoxication idéale est celle qui évite l'ingestion de polluants – un défi impossible à relever de nos jours à moins de s'envelopper totalement le corps d'un masque filtrant. Il est possible, en revanche, d'éliminer efficacement les toxines en associant une alimentation «détox» à des mesures de stimulation de la circulation sanguine.

La détoxication a son prix. Dans un premier temps, l'arrivée des toxines à la surface de la peau y provoque diverses imperfections inesthétiques. Ce n'est pas le moment de renoncer. Le remplacement des cellules de l'épiderme s'opère selon un cycle de quatre semaines, de sorte qu'au bout d'un mois, vous contemplerez dans votre miroir un teint plus clair et plus frais, une peau plus lisse.

Activez votre circulation

Il existe de nombreux moyens de stimuler la circulation du sang, certains s'intégrant aisément à la toilette quotidienne, d'autres nécessitant un effort de volonté. Choisissez-en quatre ou cinq que vous utiliserez régulièrement: votre peau vous en rendra grâce.

Le gommage à sec: les frictions à l'aide d'une brosse à poils fermes donnent des résultats rapides, internes comme externes. Elles activent les circulations sanguine et lymphatique, améliorant l'alimentation de la peau en oxygène et nutriments et évacuant les déchets, via les ganglions lymphatiques et la peau. Elles débarrassent l'épiderme des cellules mortes: la peau respire mieux et le renouvellement des cellules en est facilité. Elles stimulent également la production de sébum, qui décline avec l'âge. La peau est plus lisse et plus douce.

Pour vous frictionner le corps, utilisez une brosse dure, en soies de sanglier ou en poils de chèvre, par exemple, à manche amovible de préférence, et une autre, plus souple, pour le visage, voire un gant de toilette.

En longs gestes énergiques, frictionnez-vous successivement les pieds, les jambes et les fesses. Poursuivez par les bras, du poignet à l'épaule et terminez par la poitrine et l'estomac, en faisant preuve de délicatesse là où la peau est la plus fine. Le geste s'accomplit toujours vers le cœur – région particulièrement riche en ganglions lymphatiques. La friction contribue au ramollissement du mucus engorgeant les ganglions, qui peuvent ainsi l'évacuer.

Terminez par le visage avec une brosse douce ou un gant de toilette sec; procédez d'une main légère, sous peine de léser la peau.

Une friction quotidienne dure entre trois et cinq minutes. On l'exécute de préférence avant le bain ou la douche de façon à éliminer les cellules mortes. L'accélération de la circulation sanguine constitue un bon prélude aux activités de la journée. En quelques séances, vous constaterez une amélioration de l'état de votre peau.

Le bain au sel d'Epsom: le sel d'Epsom (sulfate de magnésium hydraté) contribue à l'élimination des toxines et active la circulation. Il «aspire» les toxines à travers la peau. Il est disponible chez les droguistes et dans certains magasins de produits diététiques.

Dans un bain tiède (et non chaud), diluez un kilo de sel en remuant énergiquement. Après vous être détendu dans le bain de dix à quinze minutes, frictionnez-vous le corps avec une sangle ou un gant en loofa ou en sisal pour accélérer les effets de l'imprégnation par le sel d'Epsom. A la sortie du bain, séchez-vous énergiquement et enveloppez-vous d'un drap de bain. Une sudation abondante et une grande sensation de fatigue vont probablement s'ensuivre, de sorte qu'il vaut mieux prendre ce type de bain le soir. Veillez à hydrater votre visage puis, couchez-vous, sans oublier de placer un grand verre d'eau à votre chevet.

En période de détoxication, prenez jusqu'à deux de ces bains par semaine, sauf juste avant ou pendant les règles (risque d'augmentation des saignements).

Les huiles essentielles

Certaines huiles essentielles détoxiquent et améliorent la circulation. Le mieux est de les utiliser en massage, lequel active la circulation et procure un échauffement qui favorise l'absorption du produit.

En matière d'huiles essentielles, les meilleurs stimulants de la circulation sont le cèdre, le cyprès, le poivre noir, le géranium, le romarin et les agrumes. Ces essences ont pour effet de dilater les capillaires qui affleurent à la surface de la peau. Le romarin est également un stimulant lymphatique; comme le genévrier, il active par ailleurs la fonction hépatique, de sorte que vous pouvez utiliser conjointement ces deux essences en période de détoxication, avec modération car l'abus peut provoquer l'irritation du foie ou des reins. Toutes deux peuvent être appliquées sur le visage, diluées dans une huile de base, ou ajoutées à l'eau du bain à raison de quatre ou cinq gouttes.

Éliminez les impuretés

Le drainage lymphatique est une forme de massage qui incite le système lymphatique à éliminer les toxines. Il est généralement pratiqué par un masseur qui agit sur les principaux ganglions lymphatiques du cou, des aisselles, de l'aine, du creux des genoux et des bras (voir page 122).
Les ganglions lymphatiques se situant presque pour moitié dans la région du cou, il est possible de pratiquer vous-même un court drainage, bénéfique pour le visage.

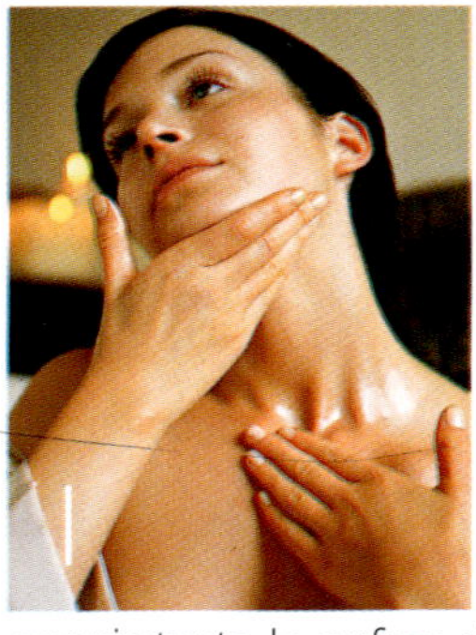

1 Enduisez vos mains d'une cuillerée à café d'huile et étalez-la sur le visage et le cou en longs mouvements circulaires. D'une main puis de l'autre, faites-la remonter le long du cou jusqu'à la mâchoire afin de couvrir toute la surface du cou d'une oreille à l'autre en allégeant la pression au passage de la trachée.

2 L'index et le majeur prenant les lèvres en pince, appliquez une légère pression avant de faire glisser la main vers l'oreille.

3 Doigts serrés, pointant vers le haut, exercez une forte pression du tranchant des mains sur la zone située entre le nez et la bouche. Relâchez légèrement la pression et faites glissez les mains vers les oreilles en achevant le mouvement par une pression ferme.

4 Avec l'index et le majeur de chaque main, suivez en appuyant le tracé des sourcils de leur naissance vers leur extrémité.

5 En prolongeant le mouvement, faites glisser les doigts jusqu'au coin interne inférieur de l'œil.

6 Fermez les yeux et enserrez votre visage de vos mains en appliquant une pression ferme. Tenez une seconde, relâchez. Couvrez ainsi tout le visage du nez aux oreilles et du menton à la racine des cheveux.

7 Mains refermées en coupe sur le visage, yeux clos, reposez-vous une minute.
Après un drainage lymphatique, vous constaterez peut-être un léger gonflement des ganglions, engendré par les toxines qui s'y sont accumulées et seront ensuite évacuées.
En période de détoxication, vous pouvez pratiquer quotidiennement ce type de drainage.

L'usage de certaines plantes peut contribuer à activer la circulation et à désengorger le foie. Elles sont généralement commercialisées sous forme d'extraits liquides ou de pilules à consommer en infusion ou à utiliser en cuisine. Les plus performantes en matière de circulation sanguine sont le ginkgo biloba, l'achillée et le romarin. On peut en accentuer les effets par l'adjonction de gingembre, supposé optimiser l'activité des plantes.
Même les plantes les plus humbles peuvent s'avérer puissamment dépuratives, de sorte qu'il vaut mieux commencer par les utiliser en faibles doses afin d'éviter une réaction désagréable qui serait liée à une élimination trop rapide des toxines. Renseignez-vous auprès d'un herboriste ou autre spécialiste.

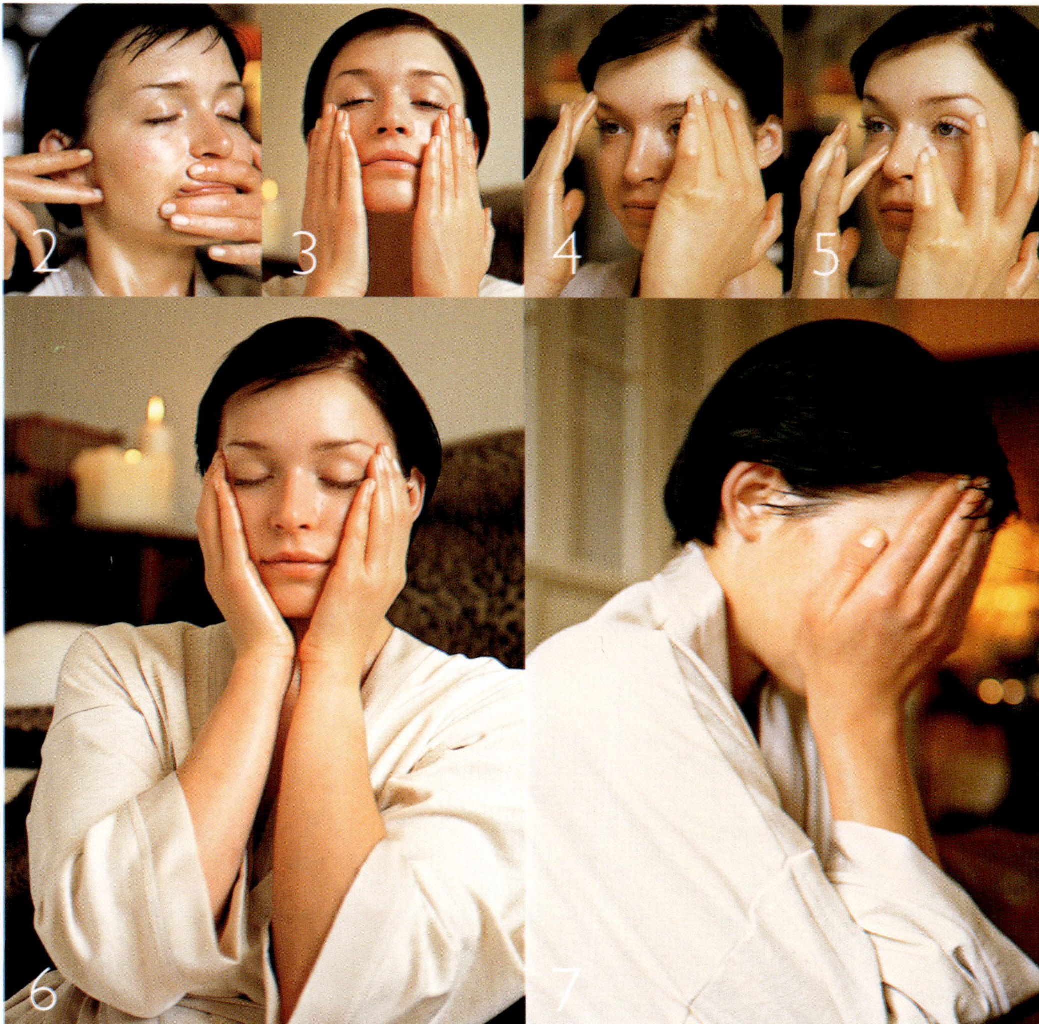
2
3
4
5
6
7

Bougez !

L'exercice physique:
L'exercice constitue le meilleur moyen d'activer la circulation. Il a des effets à court et à long terme. De fait, le ralentissement de la circulation qui se produit à l'âge mûr et a des conséquences manifestes sur la peau est presque totalement imputable au déclin de l'activité physique.

Dans les premiers moments d'une séance d'exercice, la peau est moins bien irriguée car le sang afflue aux muscles en action. Mais l'échauffement a pour effet d'attirer plus de sang à la surface de manière à rafraîchir le centre du corps. Le processus est étonnamment performant: en quelques minutes, le rythme cardiaque triple, le volume de sang est multiplié par sept et celui de l'oxygène par vingt, de façon à irriguer le moindre des capillaires de la peau.

L'exercice physique contribue également à l'élimination des toxines par les poumons, ainsi que par la transpiration qui, non contente de débarrasser la peau des débris qui l'encombrent, la lubrifie, ce qui est appréciable pour qui a une peau sèche ou sénescente.

L'exercice profite énormément au système lymphatique car, à la différence du sang, la lymphe ne dispose pas d'une pompe qui la propulse à travers l'organisme et sa circulation repose exclusivement sur les mouvements du corps.

Toutefois, vous devez éviter les exercices vigoureux en début de période de détoxication – votre organisme ayant alors besoin de toute l'énergie disponible pour affronter les modifications et les restrictions d'ordre alimentaire. Contentez-vous alors d'étirements doux qui aideront à déloger les toxines.

La respiration profonde: si elle est naturelle pendant l'exercice physique, elle est, le reste du temps, étriquée et superficielle. Nous n'utilisons que le tiers de nos capacités pulmonaires et la circulation s'en trouve compromise. Les cellules sont insuffisamment oxygénées pour se renouveler de façon optimale; une peau terne est la conséquence directe de cette insuffisance respiratoire.

Pour optimiser le fonctionnement des poumons, il faut détendre le ventre et inspirer lentement par le nez, comme pour amener l'air jusqu'au creux de votre estomac. Cela contribue à détendre le diaphragme. Ensuite, toujours dans la détente et la mesure, expirez par la bouche, ce qui favorise l'expulsion des toxines. Ce mode de respiration améliore la circulation sanguine et lymphatique et réalise un massage du foie, autant de facteurs propices à la détoxication. D'autres exercices respiratoires vous sont proposés page 118.

L'hydrothérapie: la pratique du bain froid n'est pas du goût de tous, mais elle donne pourtant des résultats étonnants.

Prendre un bain froid ressemble plus à une pénitence qu'à un soin de beauté, sinon que la circulation s'en trouve remarquablement stimulée. Trois à cinq minutes d'immersion multiplient par quatre la vitesse de circulation du sang et, même si cela n'est pas d'emblée vérifiable, la lymphe subit une accélération aussi notable.

Le bain froid dilate les artères et stimule la production des globules blancs, qui détruisent les toxines en circulation et activent le métabolisme, de sorte que vous brûlez plus rapidement les calories et sentez l'énergie affluer dans tout votre corps.

Il est inutile de vous plonger dans de l'eau glacée. L'idéal est de débuter avec une eau à 20 °C, très tolérable, et d'abaisser progressivement la température, l'habitude venant, jusqu'à 15 °C. A défaut de baignoire, vous pouvez obtenir un effet similaire sous la douche. Dans un cas comme dans l'autre, efforcez-vous de ne pas bloquer votre respiration, ce qui contrarie l'adaptation du corps au froid.

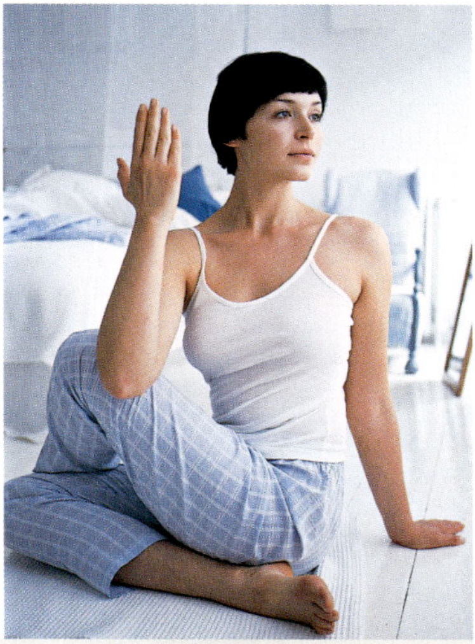

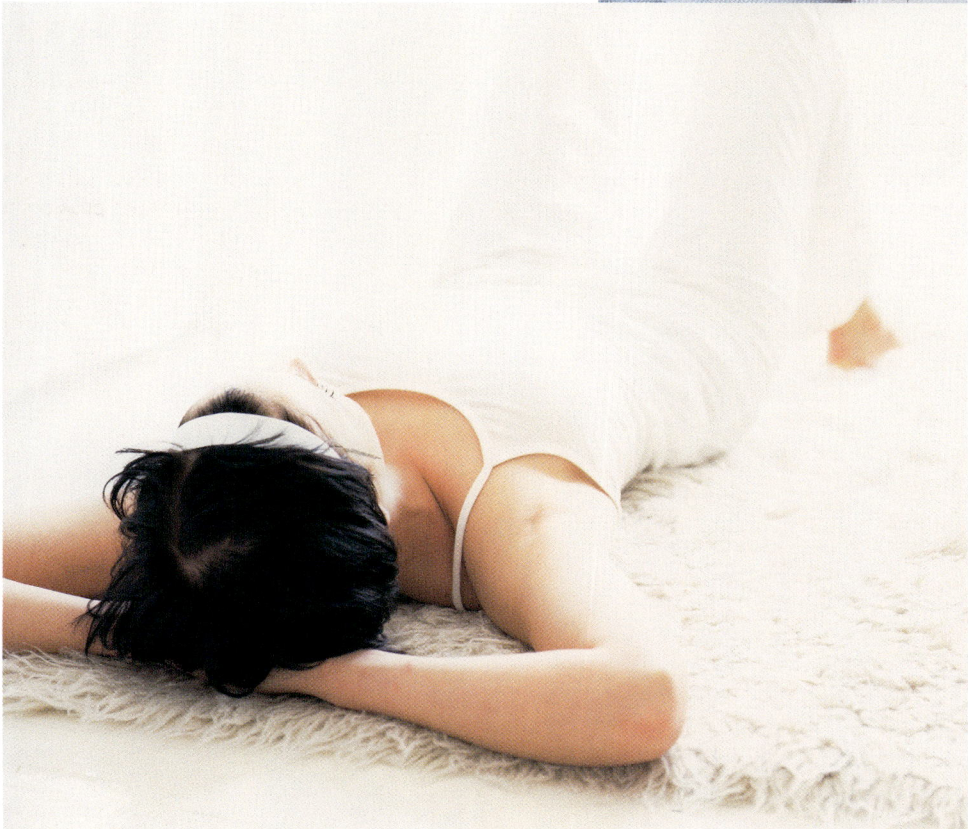

Tapotez, tapotez

Activez la circulation du visage : si vous manquez d'essence de romarin et que vous n'avez pas la possibilité de prendre une douche froide, le meilleur moyen de stimuler la circulation du visage est d'en tapoter la surface. C'est d'ailleurs une pratique couramment utilisée par les masseurs. Essayez cette séance de trois minutes.

1 Croisez les mains de part et d'autre du cou, en faisant porter les doigts sur la peau, et exécutez une série de tapotements de bas en haut, en évitant la trachée.

2 Placez la main gauche au-dessous du menton, paume vers le bas, à 4 cm de distance. De la main droite, exécutez une série de tapotements rapides butant successivement contre le dessous du menton et la main gauche.

3 A deux mains, exécutez une série de tapotements du plat des doigts sur la partie inférieure du visage. Commencez délicatement par la bouche et progressez vers l'extérieur de façon à couvrir la surface des joues aux oreilles. Si vous souffrez de vaisseaux apparents (télangiectasie), faites preuve d'une délicatesse particulière.

4 A deux mains, exécutez une série de tapotements des doigts sur tout le front.

5 Les mains souplement croisées, tapotez légèrement votre tête en variant l'intensité de l'impact en fonction de la sensibilité de la zone concernée.

6 Du gras des doigts, parcourez la surface du crâne en exécutant de profonds mouvements circulaires, en progressant de la racine des cheveux vers l'arrière.

7 Passez-vous alternativement dans les cheveux une main puis l'autre, de la racine des cheveux vers l'arrière, en longs glissements.

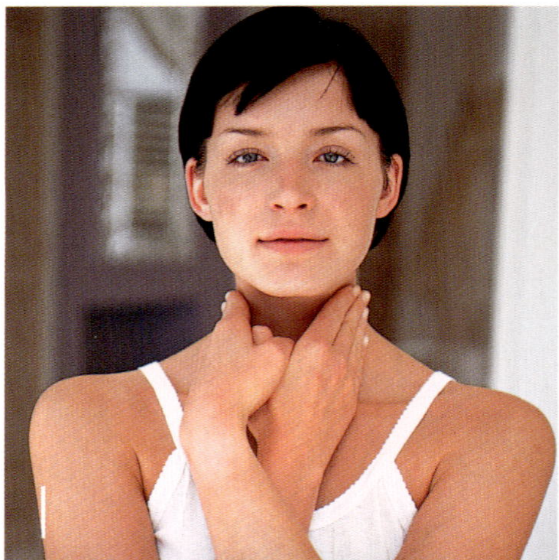

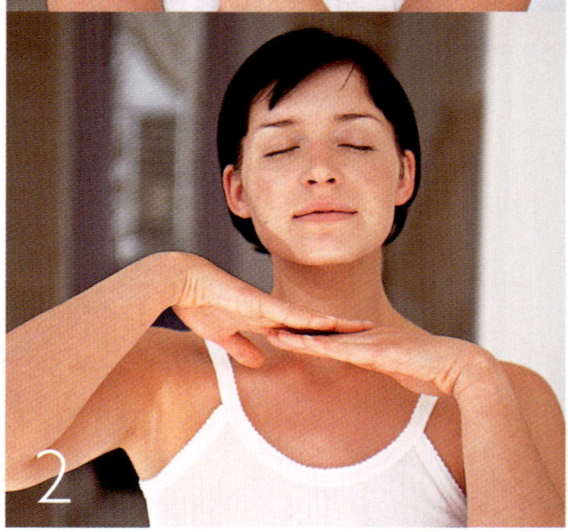

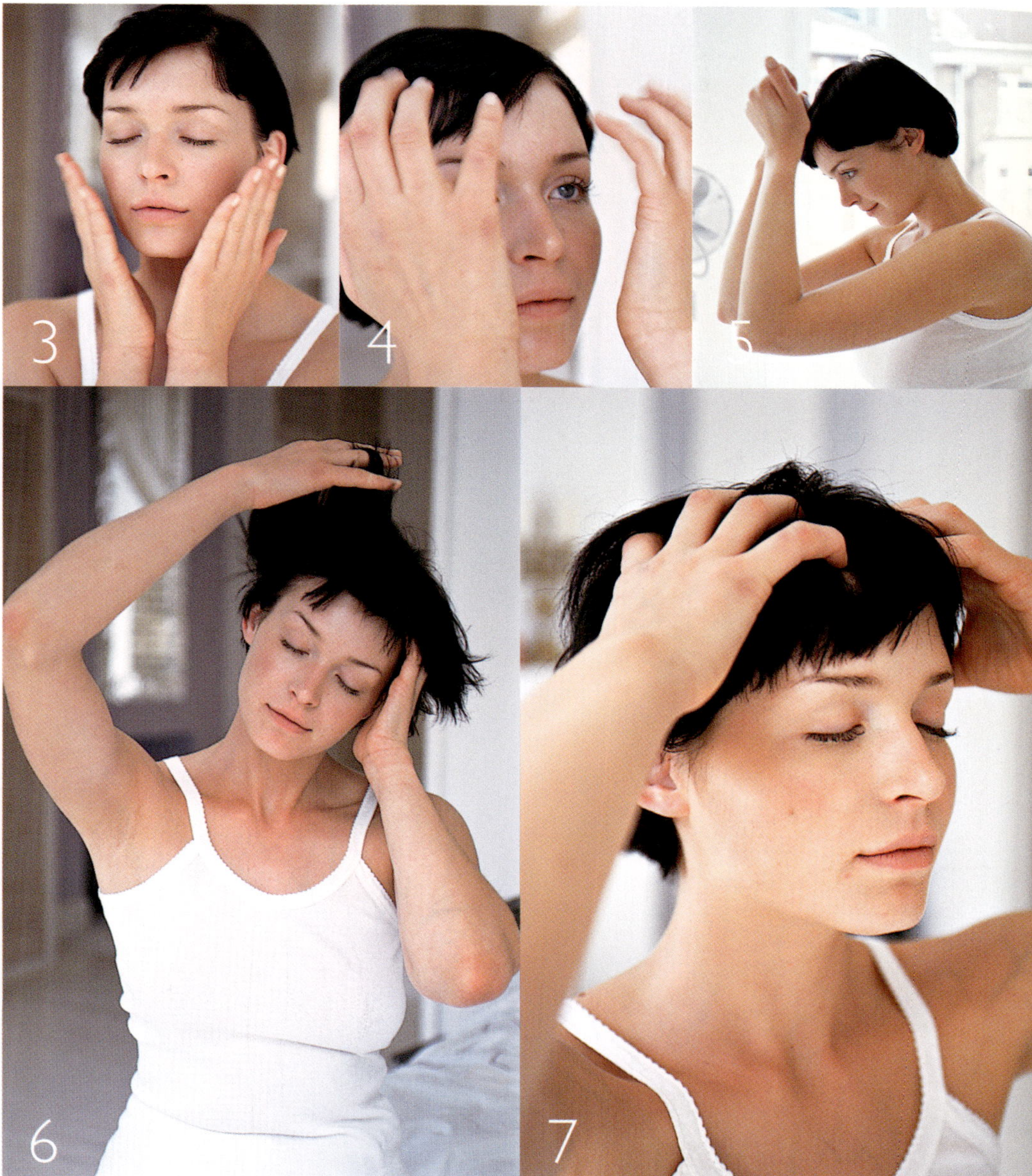
3
4
5
6
7

Etes-vous intoxiqué ?

En ce début de siècle, il n'est possible de revendiquer un sang exempt de toxines que pour qui vit en quasi-auto-suffisance au fin fond de la campagne la plus reculée ; la vie urbaine moderne est toxique par définition.
La question se pose de savoir si notre organisme est à même de faire face à la quantité de toxines dont il est bombardé. Vous pouvez-vous faire une idée assez nette de votre situation en répondant aux questions ci-dessous, portant sur votre alimentation et votre environnement.

Alimentation

Consommez-vous régulièrement :

- ❐ Des friandises ?
- ❐ Du thé et/ou du café ?
- ❐ Des boissons alcoolisées ?
- ❐ Des aliments en conserve ?
- ❐ Des fritures ?
- ❐ De la viande ou du poisson salé ou fumé ?
- ❐ Des produits de restauration rapide ?
- ❐ De l'eau du robinet ?
- ❐ De l'eau fluorée ?
- ❐ De l'eau ayant circulé dans des tuyaux en plomb ?
- ❐ Des fruits, des légumes et de la viande issus de culture ou d'élevage non-biologique ?

Environnement

Vous arrive-t-il de :

- ❐ Fumer ou travailler en compagnie de fumeurs ?
- ❐ Absorber régulièrement antalgiques et autres médicaments ?
- ❐ Avoir des dents « plombées » d'amalgame et non de résine ?
- ❐ Utiliser régulièrement des bombes aérosol ?
- ❐ Utiliser régulièrement des produits d'entretien ?
- ❐ Faire de l'exercice à proximité de routes fréquentées ?
- ❐ Conduire souvent dans les embouteillages ?
- ❐ Travailler devant un écran d'ordinateur ?
- ❐ Passer beaucoup de temps au soleil ?
- ❐ Suivre un traitement hormonal de substitution ?
- ❐ Vivre à proximité d'une ligne à haute tension ou d'une centrale électrique ?

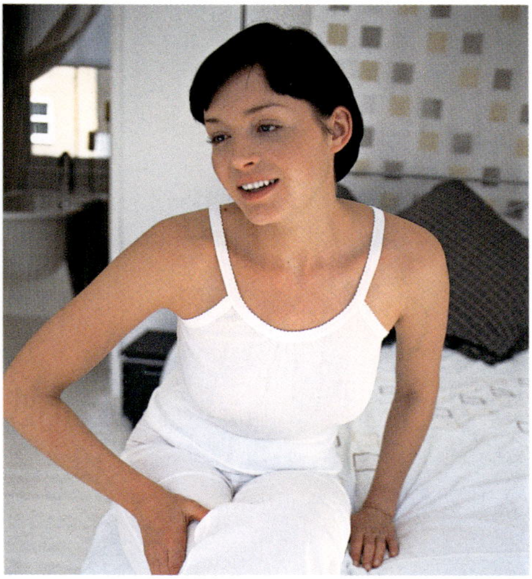

Si vous avez plus de quinze réponses affirmatives, il est temps pour vous de réduire le niveau des toxines dans votre organisme en procédant à une «cure de détoxication» (voir page 84). Au-dessous de dix, vous vous situez dans la norme de ce qu'imposé à chacun la vie moderne.

Pour entretenir le foie et la lymphe

• Evitez les aliments auxquels vous vous supposez allergique. Ils libèrent dans le système digestif des toxines qui entravent le processus de détoxication.

• Mâchez consciencieusement: vous libérez ainsi des enzymes qui contribuent à la digestion.

• La toxicité peut résulter tout autant d'une déficience en un élément nécessaire au bon fonctionnement du foie que d'une exposition à des toxines. Consommez en abondance des aliments contenant de l'acide folique, des flavonoïdes, du magnésium, du fer, du sulfate et du sélénium, des vitamines B2, B3, B6 et B12 (voir page 95).

• Evitez la consommation de stimulants tels que le thé ou le café, et de dépresseurs comme l'alcool.

• Consommez des aliments riches en antioxydants, qui assistent les mécanismes de détoxication (voir tableau page 94).

• Ne recourez aux antibiotiques et aux antiacides qu'en cas d'absolue nécessité. Les antibiotiques ont pour effet secondaire de détruire la flore intestinale destinée à éliminer les toxines. Quant aux antiacides, ils font baisser le taux d'acidité nécessaire à une bonne digestion.

• Absorbez quotidiennement une dose d'echinacea, de chardon-marie ou de racine de pissenlit, des plantes appréciées de longue date pour leur pouvoir dépuratif et leur effet tonique sur la peau. Elles sont commercialisées sous forme de teintures ou de pilules, et vous pouvez également les consommer en infusions si vous en appréciez le goût.

• Absorbez deux fois par semaine une dose de charbon activé – une forme médicinale de charbon de bois qui a la propriété d'absorber tout ce qu'il rencontre, y compris les toxines. A éviter en revanche lorsque vous consommez des médicaments, qu'il absorberait également.

La cure de détoxication

Les premiers jours d'une cure de détoxication peuvent s'assimiler à une épreuve d'endurance. Vous ressentez une fatigue s'accompagnant d'un état de manque qui peut se manifester par des douleurs musculaires, des sautes d'humeur, de redoutables maux de tête, des problèmes oculaires et dermatologiques. Il faut réussir à vous convaincre qu'il s'agit là de manifestations positives (les toxines emprisonnées sont libérées) et à persévérer. Bientôt viendra le moment où vous rayonnerez.

Accordez-vous toutes les chances de réussite en choisissant une période appropriée. Le printemps et l'automne sont des saisons rêvées pour se détoxiquer: on peut facilement se procurer des fruits et des légumes frais, cultivés localement, et l'on éprouve moins le besoin de rechercher chaleur et réconfort dans la nourriture. En période de travail, débutez la cure un vendredi de façon à pouvoir échapper au bureau pendant les jours difficiles. Mettez-vous également en tête que vous entamez une cure de santé, non un voyage initiatique ou la quête de beauté parfaite. Il vous suffira alors de suivre le régime prescrit jusqu'à voir les résultats se refléter dans votre miroir.

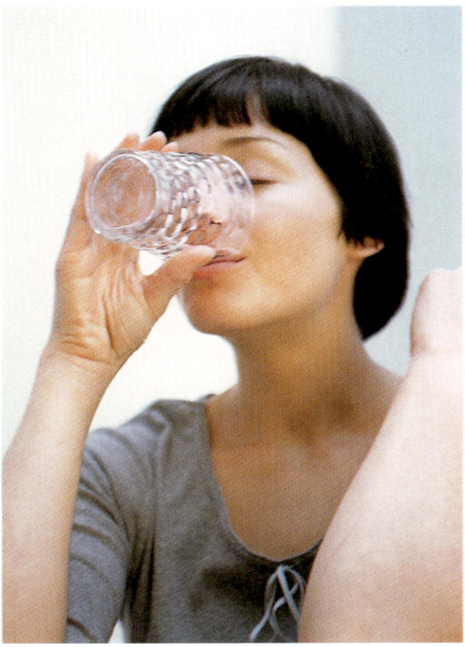

Moins strict que d'autres régimes de détoxication, celui que nous vous proposons est élastique et sa durée peut s'étaler entre un jour et un mois. Le questionnaire de la page 82 vous aidera à établir le niveau de vos besoins; plus le problème est important, plus vous avez intérêt à prolonger la cure.

Le régime est établi selon un plan en sept étapes. Si vous planifiez une seule semaine « détoxication », chaque étape sera d'une journée, contre deux si vous entendez suivre une cure de quinze jours, et ainsi de suite. Il est évident que plus vous prolongerez la cure, meilleurs seront les résultats.

Mise en garde: la cure s'adresse à des adultes en bonne santé, et ne doit être entreprise qu'après avis d'un médecin en cas de grossesse, de traitement médicamenteux prolongé ou de restrictions portant sur certains aliments.

Première étape

Régime exclusivement liquide. Traditionnellement, on se contente d'eau: c'est le mode de « lavage » le plus rapide, et il semblerait que cette pratique stimule la sécrétion d'hormone de croissance par l'hypophyse, d'où un effet anti-vieillissement. Un trait de jus de citron frais ajouté à de l'eau tiède contribue à neutraliser l'acidité et à stimuler la fonction intestinale.

S'il vous paraît impensable de vous contenter d'eau, ne serait-ce qu'un jour ou deux, d'autres liquides peuvent vous procurer des bienfaits supplémentaires.

Les infusions de plantes ou d'épices présentent l'intérêt de tromper l'ennui du régime liquide ; elles stimulent la détoxication et la circulation. Préparez des infusions de gingembre, de pissenlit, de fenouil ou d'achillée.

Les jus sont tout aussi conseillés, surtout si vous optez pour des fruits aux pouvoirs dépuratifs (voir deuxième étape). Un extracteur vous permettra d'élargir votre choix, et vous récupérerez ensuite une pulpe directement utilisable comme masque de beauté (voir page 99).

Le bouillon, surtout s'il est préparé à partir de légumes, constitue une troisième option. Vous pouvez toutefois y intégrer de la viande fraîche de poulet ou de bœuf – ce qui est plus particulièrement conseillé si vous avez choisi la cure de quatre semaines.

Deuxième étape

Régime de liquides et de fruits. En dépit de leur saveur acidulée, les fruits sont généralement très alcalins et contribuent à neutraliser les déchets acides qui se libèrent en début de cure. Compte tenu de leur forte teneur en fibres, les fruits sont également de bons laxatifs qui contribuent à la progression des quelque 3 à 4 kg de matière en décomposition que contient l'intestin. Comme pour les légumes (troisième étape), achetez si possible des fruits « bio » afin de ne pas remplacer les toxines en voie d'élimination par des résidus de pesticides. Les fruits proposés ici sont tous conseillés en période de détoxication. **La pomme** est riche en pectine, qui contribue à déloger les toxines, et en acide tartrique, qui facilite la digestion.

L'ananas contient de la broméline, une enzyme qui contribue à la production par le système digestif d'acides propres à détruire les bactéries pathogènes et à favoriser le développement de la flore intestinale chargée d'assurer la digestion et la régénération tissulaire.

La mangue contient de la papaïne, une enzyme qui, comme la broméline, contribue à la désagrégation des déchets protéiniques.

Le raisin contrarie la production de mucus – matériau susceptible d'engorger les tissus ; il purifie le foie et les reins. Sa forte teneur en fructose a pour effet de fournir instantanément de l'énergie.

La pastèque est diurétique, elle accélère l'évacuation des liquides chargés de toxines.

Troisième étape

Introduisez des légumes crus, parmi lesquels des germes de légumineuses (que vous aurez fait pousser vous-même de préférence), qui sont cinq fois plus nutritifs que le légume sec. L'ail est un excellent dépuratif du sang ; ceux qui l'apprécient affirment que, consommé régulièrement, il ne se manifeste plus dans l'haleine.

Les légumes frais partagent bon nombre de propriétés des fruits, et certains de ceux que l'on peut consommer en salade sont particulièrement dépuratifs, par exemple :

Le fenouil facilite la digestion et prévient les flatulences.

Le cresson contient du bêta-carotène et du soufre, deux toniques hépatiques.

Le pissenlit est diurétique ; il tonifie le foie et les reins.

Le persil est un diurétique léger ; il contient du zinc et des oligo-éléments qui facilitent la fonction hépatique.

Quatrième étape

Ajoutez légumes cuits et riz complet. Les légumes seront peu cuits, dans un petit volume d'eau, afin de conserver leurs éléments nutritifs. L'idéal est de les cuire à la vapeur, puis de les faire revenir à la poêle antiadhésive. Les crucifères (radis, navets, etc.) ont une excellente action sur le foie. Le riz complet à petit grain est de loin celui qui absorbe le mieux les toxines, c'est le plus digeste et le plus riche en fibres.

Vous pouvez agrémenter les plats de poivre de Cayenne et de gingembre, qui stimulent la digestion et favorisent l'élimination par la peau des toxines.

Au nombre des légumes à cuire possédant des vertus dépuratives figurent:

Le poireau, l'oignon et l'ail qui contiennent des composés sulfurés qui s'agglomèrent aux métaux toxiques et accélèrent leur évacuation.

L'artichaut qui stimule la sécrétion de bile et donc la digestion.

Le topinambour qui contient de l'inuline, un glucide qui favorise le développement de la flore intestinale. En revanche, il provoque des flatulences.

La betterave, un aliment acide (à la différence des ceux qui produisent de l'acidité) qui stimule dans l'estomac la production d'enzymes propres à assister la digestion.

Cinquième étape

Introduisez légumineuses, fruits oléagineux et graines. Les légumes secs sont une bonne source de protéines mais ne doivent pas, à cette étape, être accompagnés de riz, car l'association amidon/protéines ralentit la digestion. Respectez un délai de quatre heures entre la consommation de ces deux types d'aliments.

Noix, noisettes et autres oléagineux sont à consommer crus et non salés. Comme les céréales, ils représentent un bon apport calorique sous forme d'acides gras essentiels, dont l'organisme ne peut se passer mais qu'il ne produit pas. Ces acides gras stimulent la production de bile, accélérant ainsi la digestion. Les huiles de sésame, de tournesol et de lin sont de bonnes sources d'acides gras essentiels.

Sixième étape

Introduisez céréales et yaourts. Le yaourt préparé à partir de lait de chèvre ou de brebis est plus digeste que celui au lait de vache, tout en ayant le même effet bénéfique sur le système digestif.

Les céréales sont à consommer complètes: leurs fibres assistent le travail intestinal et elles contiennent des oligo-éléments utiles au fonctionnement du foie. Optez pour le seigle, l'orge, l'avoine ou le sarrasin (mais ne consommez pas de blé). Ces céréales libèrent du glucose dans le sang à un rythme lent et régulier, ce qui permet au foie de constituer des réserves de glycogène qu'il utilisera ensuite à des fonctions de détoxication et à la libération de sucre dans le sang en cas d'urgence.

Septième étape

Incorporez du poisson. Tous sont bénéfiques mais les poissons gras ou de mers froides présentent l'intérêt d'apporter des acides gras importants pour la peau. Dans la mesure où votre cure s'achève, vous devriez vous sentir plus détendu et ne pas éprouver systématiquement l'envie manger tout ce que vous avez laissé provisoirement de côté.

Le mieux est de laisser passer une journée entre la réintroduction de deux aliments « nouveaux». A l'écoute de votre organisme, vous déciderez plus facilement des modes de cette réintroduction. Incorporez progressivement les produits laitiers et la viande, tous riches en graisses saturées qui ralentissent la digestion. Terminez par la farine de froment. La réintroduction trop rapide d'aliments complexes est susceptible d'engendrer des problèmes digestifs.

Les aliments déconseillés (et comment les éviter)

L'organisme n'est pas conçu pour traiter efficacement certains aliments qui lui posent des problèmes digestifs et circulatoires. Pour bon nombre d'entre eux, ce sont malheureusement ceux auxquels nous sommes souvent le plus habitués sur le plan tant social que biologique.

- **Le lait de vache** (et ses dérivés: crème, yaourt, fromage) contient des molécules de graisse trop grosses pour êtres digérées par la plupart des gens, ce qui entraîne des intolérances plus ou moins graves au lactose. Les laits de chèvre ou de brebis présentent l'avantage d'être constitués de molécules de graisse plus petites.
- **Le café et le thé** stimulent artificiellement la circulation. Irritants pour le système digestif, ils engendrent de l'acidité.
- **L'alcool** contrarie l'action d'un groupe d'enzymes qui jouent un rôle crucial dans le processus de détoxication et ne fait que renforcer l'action d'autres toxines. C'est également un diurétique, déshydratant pour la peau et autres tissus.
- **Le froment**, souvent irritant pour le système digestif, engendre des mucosités. Préférez le pain préparé à partir d'autres céréales (seigle et céréales à base de riz).
- **Les lentilles** engendrent souvent des gaz intestinaux en grande quantité.
- **Les champignons**, qui ne sont pas des légumes à proprement parler, sont susceptibles de freiner le bon développement de la flore intestinale.
- **Les oranges**, particulièrement acides, peuvent congestionner le foie.
- **Les tomates, les épinards et la rhubarbe** contiennent un fort taux d'acide oxalique, irritant pour le système digestif.
- **Les arachides** sont difficiles à digérer et provoquent fréquemment des allergies.

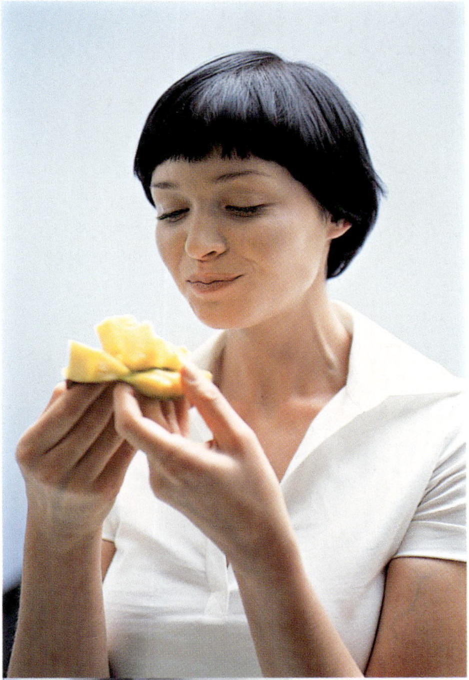

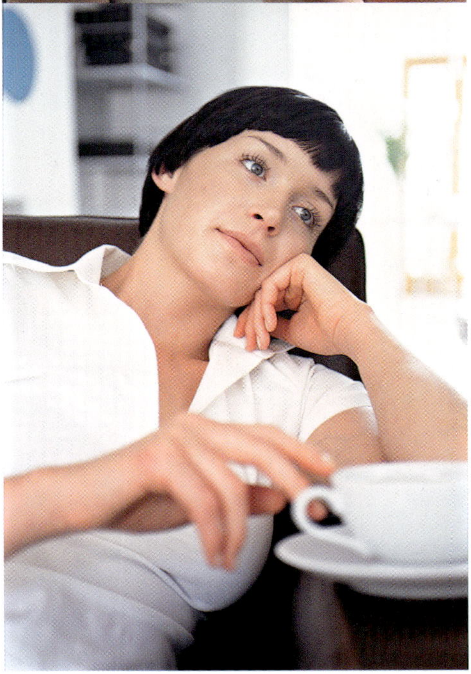

Exfoliez pour rayonner

Agissez en surface

Par le décrassage de l'organisme et la stimulation de la circulation, vous avez probablement fait davantage pour votre peau que les plus sophistiqués des produits cosmétiques. Reste à procéder à un traitement local destiné à éliminer les cellules mortes et les impuretés engluées dans ces cellules et les sécrétions sébacées.

Il existe pour ce faire un procédé simple et naturel qui ne nécessite qu'un gant de toilette, de l'huile végétale et de l'eau. L'huile est à choisir dans la gamme de celles qui sont adaptées à votre type de peau (voir page 32). Dans le doute, mélangez à parts égales les huiles d'avocat, de tournesol et de sésame. Mouillez le gant à l'eau chaude, essorez-le et appliquez-le délicatement sur votre visage pour dilater les pores. Versez un peu d'huile au creux de votre main et étalez-la sur le visage en utilisant les mouvements spécifiques au drainage lymphatique (voir pages 76-77) de façon à opérer un double nettoyage de peau.

Avec le gant rincé, retirez soigneusement l'huile et les impuretés qu'elle entraîne avec elle. Pendant l'opération, lavez le gant à plusieurs reprises et résistez à la tentation d'utiliser des mouchoirs en papier qui, fabriqués à partir de pâte à bois, comportent de microscopiques échardes susceptibles de se ficher dans la peau.

Aussi simple soit-il, ce type de nettoyage de peau donne des résultats visibles au bout d'une ou deux semaines. Mais il ne vous fait pas faire l'économie d'une exfoliation, également appelée gommage.

L'exfoliation est un traitement qui n'est pas à faire quotidiennement mais lorsque le besoin se fait sentir de détoxiquer votre visage et d'y améliorer la circulation. Il s'assimile au dépoussiérage qui précède le lustrage d'un meuble : si vous ne commencez pas par éliminer la poussière, elle s'agglomère à la cire et encrasse le bois. De même, aucune méthode de nettoyage ne fera rayonner votre teint sous une accumulation de détritus.

Le vieillissement entraînant un ralentissement du renouvellement cellulaire et la multiplication des rides au creux desquelles les cellules mortes viennent se nicher, les accusant encore, l'exfoliation n'en prend que plus d'importance avec l'âge. L'élimination de ces cellules stimule de surcroît la régénération de la peau. C'est probablement en partie grâce au rasage quotidien, qui élimine non seulement les poils de barbe mais également les cellules mortes, que l'homme paraît vieillir plus lentement que la femme.

Ceci dit, plus la peau vieillit, plus elle exige de délicatesse. A la différence des callosités des coudes et des genoux que vous pouvez attaquer au gant de loofa, des frictions énergiques visant la peau du visage peuvent engendrer télangiectasie (vaisseaux apparents), irritations et sécheresse excessive. Certains exfoliants du commerce contiennent des particules rugueuses qui, bien que naturelles, risquent d'érafler la peau. D'autres, à base d'acides de fruits, sont trop agressives.

Bien que composé en grande partie de cellules mortes, l'épiderme demeure actif sur le plan métabolique, de sorte qu'à trop l'exfolier vous courez le risque de lui retirer son rôle de protection contre les redoutables radicaux libres et de l'empêcher de retenir l'humidité. Les nouveaux produits de gommage industriels peuvent être utilisés sans risque chez un individu jeune, mais ils infligent des lésions superficielles qui deviennent visibles à partir du moment où les taux de collagène et d'élastine s'amenuisent.

De la farine d'avoine fine ou des amandes pilées font parfaitement l'affaire en matière de gommage de peau. Ces substances naturelles qu'il suffit de sortir du placard de la cuisine sont à même, comme d'autres, d'éliminer les cellules mortes de façon moins agressive et plus sûre que le dernier en date des gels exfoliants du commerce.

Les quatre ingrédients traditionnellement utilisés pour ce type d'opération sont le sel – antibactérien –, les amandes pilées, la farine d'avoine et le sucre, qui entre aujourd'hui dans les préparations à base d'acide glycolique. Mais d'autres substances granuleuses faiblement abrasives peuvent réaliser d'excellents gommages. Il suffit d'y ajouter un peu d'eau pour les amalgamer en pâte, et elles sont plus faciles à appliquer en y ajoutant un peu de crème fraîche ou de yaourt, tandis que le jus de raisin entraîne également les cellules mortes.

Voici trois recettes qui vous mettront sur la voie de l'innovation.

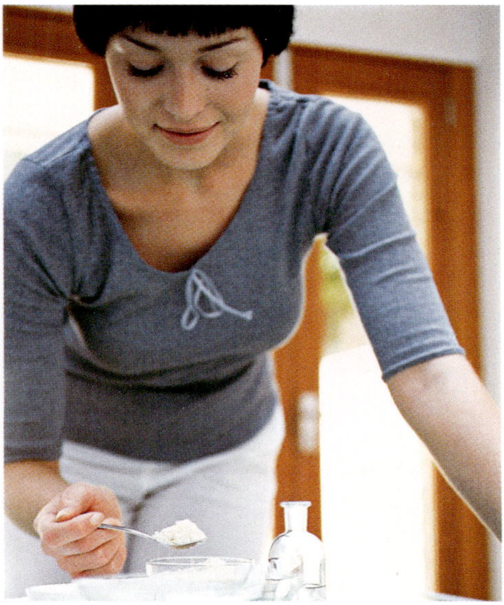

Exfoliant à l'avoine et aux amandes
2 cuillerées à café de farine d'avoine fine
2 cuillerées à café d'amandes pilées
Lier avec de l'eau de fleur d'oranger (pour peau grasse) ou de la crème fraîche (pour peau sèche)

Exfoliant au sucre et à la Maïzena
2 cuillerées à café de Maïzena
2 cuillerées à café de sucre brun non traité
1 cuillerée à café d'huile d'amande douce
Lier avec du jus de pomme (pour peau normale) ou de citron (pour peau grasse)

Exfoliant au raisin
2 cuillerées à café de sel
1 cuillerée à soupe de jus de raisin
Lier avec du yaourt à la Grecque

Amalgamez les ingrédients en une pâte lisse, laissez reposer cinq minutes et appliquez en masque sur le visage en évitant le contour des yeux. Retirez à l'aide d'un linge fin humide, rincez à l'eau tiède et épongez délicatement avec une serviette éponge.

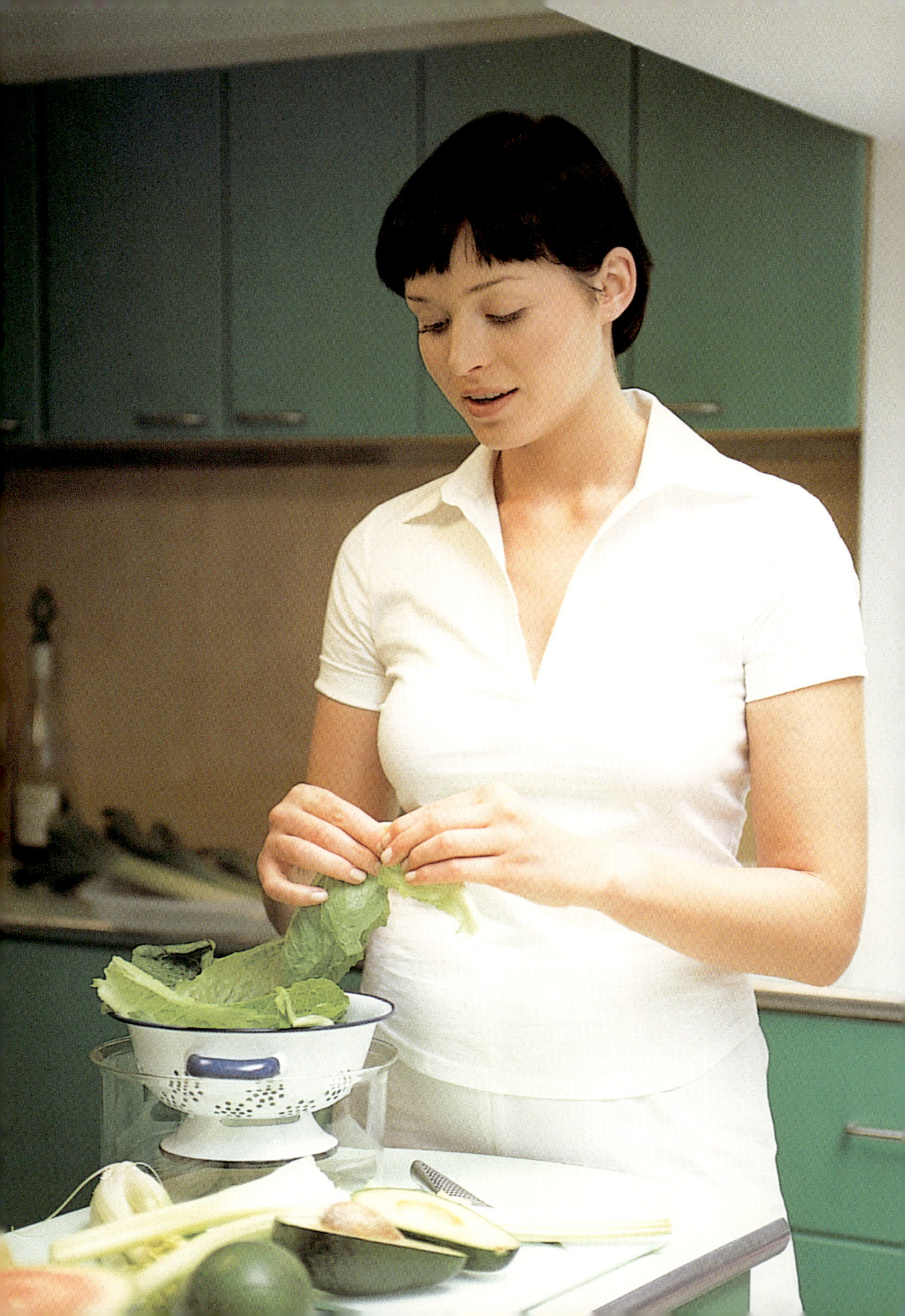

Nourrissez votre visage

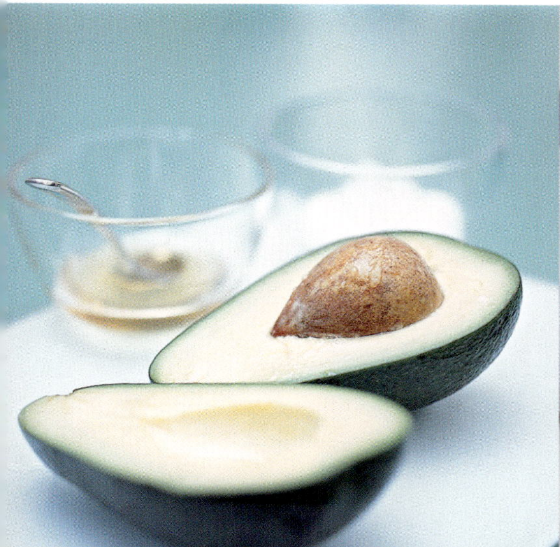

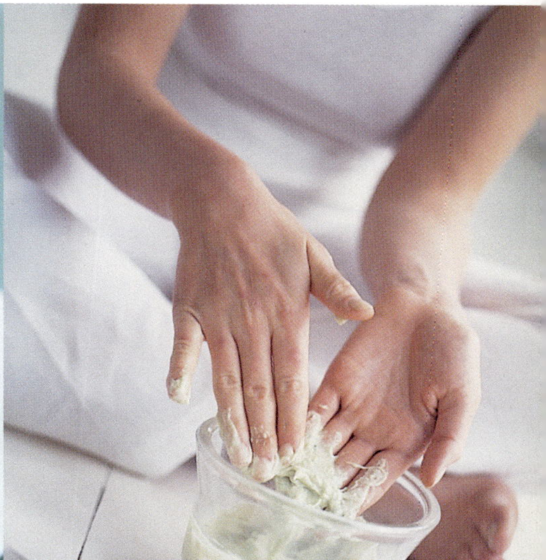

Nous sommes ce que nous mangeons

L'un des credos actuels de la médecine, devenu difficile à ignorer, est que notre mode d'alimentation conditionne non seulement notre aspect physique et notre bien-être, mais également la manière dont nous vieillissons et dont nous mourons. Les graisses saturées provoquent des affections cardio-vasculaires, l'alcool s'attaque au foie, les hydrates de carbone raffinés sont impliqués dans le cancer du côlon, etc.

En revanche, la peau est rarement mentionnée dans la liste des organes menacés, alors même que son état est directement lié aux produits que nous ingérons. Tout aussi complexe dans son fonctionnement que les autres organes, la peau doit pour se renouveler, se régénérer et se défendre bénéficier d'un apport nutritionnel défini et complet.

Naturopathes et nutritionnistes sont nombreux à faire porter la faute de l'accroissement des problèmes dermatologiques sur le fait que, si nous mangeons plus que nécessaire par rapport à nos besoins énergétiques, nous consommons trop d'aliments industriels contenant des conservateurs chimiques et une nourriture trop riche mais dépourvue des nutriments indispensables à la peau.

Les soins de la peau ont été laissés à l'industrie des cosmétiques, qui ne lésine pas sur la recherche et retire de juteux bénéfices de sa position de quasi-monopole. Reste à savoir ce qu'il en est en réalité et si la peau tire un bénéfice de ce jeu commercial.

En règle générale, la réponse est négative, du seul fait de la grosseur des molécules qui interdit aux produits l'accès des couches profondes de la peau qu'elles sont censées traiter. D'autres y parviennent par le biais de produits de synthèse, qui sont susceptibles de passer dans le sang, avec les risques potentiels que cela comporte.

Les fabricants ne disent pas leurs crèmes capables de traverser la barrière de l'épiderme : cela entraînerait leur classement dans la catégorie des substances médicamenteuses, avec les obligations de contrôles et d'autorisations médicales et légales qui en découlent – autant de procédures lentes et coûteuses.

Dans un domaine très voisin, les industriels de la santé se sont appliqués à produire des compléments alimentaires, destinés à l'entretien de la peau, des cheveux ou des ongles.

Bien que ces boissons et gélules puissent s'avérer de quelque utilité, il est infiniment plus efficace et beaucoup moins onéreux de s'alimenter de façon à satisfaire les besoins de la peau. Manger reste le meilleur moyen de faire parvenir les substances nutritives là où elles sont nécessaires, et à vous supposer un sang désormais purifié et circulant librement à travers le plus fin des capillaires, elles rejoindront leur destination rapidement et sûrement. La peau n'est d'ailleurs pas la seule à bénéficier de l'adoption d'une nourriture saine, car la plupart des aliments qui lui conviennent profitent également aux mécanismes de la circulation, de la digestion et de l'élimination.

On entend souvent dire que l'on peut trouver dans un régime équilibré tout le nécessaire pour prévenir ou soigner telle ou telle affection. Mais l'équilibre alimentaire est loin de constituer la règle dans nos sociétés modernes. En ce qui concerne la peau, deux types de nutriments y sont particulièrement mal représentés, alors qu'ils jouent un rôle capital dans le maintien d'une peau jeune. Quels sont-ils ? Nous allons le découvrir dans les pages suivantes.

les antioxydants

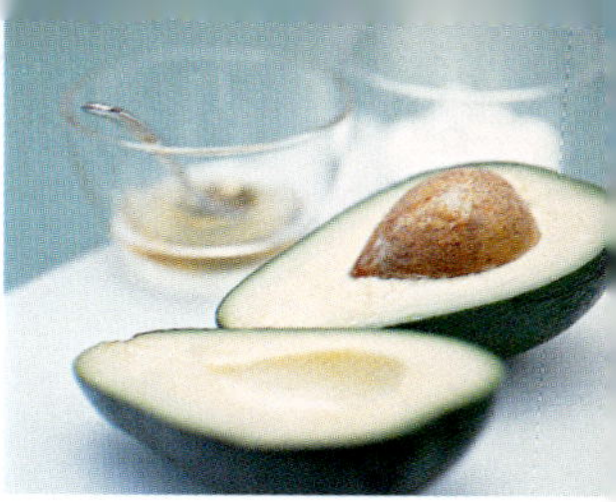

De la prévention du cancer à celle de l'arthrite, on accorde depuis quelques années un très grand crédit aux antioxydants. Ils méritent d'ailleurs leur réputation de substances « anti-âge » de par le rôle fondamental qu'ils jouent dans la destruction des radicaux libres, très impliqués dans le processus de vieillissement.

Les radicaux libres sont des agents très actifs que le sang récolte dans l'air pollué que nous respirons, le soleil auquel nous nous exposons, et en tant que sous-produits de processus métaboliques naturels. Certains radicaux libres s'avèrent utiles dans la lutte contre l'infection au cours de la combustion de l'oxygène par l'organisme, mais la plupart d'entre eux s'attaquent aux cellules. Ils oxydent la chair, perturbant l'organisation moléculaire de la peau et d'autres tissus, et privant les cellules d'oxygène. En ce qui concerne la peau, la principale victime des radicaux libres est le collagène, dont ils soudent les molécules, le rendant dur et coriace.

On évalue à 30% chez les quinquagénaires la proportion de protéines cellulaires endommagées par les radicaux libres, avec les plis, rides et autres poches sous les yeux qui en découlent.

Les antioxydants, comme leur nom l'indique, s'opposent à l'oxydation des tissus par les radicaux libres. On a dénombré jusqu'ici plus de cent substances antioxydantes, dont les principales sont le bêta-carotène, les vitamines C et E, le sélénium et le zinc. Associées, les vitamines C, E et le bêta-carotène opèrent en synergie ce qui augmente leur efficacité.

Outre leurs effets bénéfiques sur la peau, les antioxydants possèdent d'autres vertus

Le bêta-carotène est la forme végétale de la vitamine A ; l'organisme le convertit en vitamine A en fonction de ses besoins. Il protège la peau contre les méfaits des ultraviolets et renforce le système immunitaire, assistant la peau dans sa lutte contre les bactéries. Il est sans rapport avec le rétinol – forme animale de la vitamine A – dont on tire le rétinol-A, utilisée en cosmétologie dans le traitement des peaux lésées par le soleil.

La vitamine C est l'antioxydant par excellence ; elle est considérée par beaucoup comme la panacée, de la prévention de la grippe à la thérapie du cancer. La vitamine C est essentielle à la formation du collagène, qui assure l'élasticité de la peau et dont la production diminue avec l'âge. Augmenter votre apport en vitamine C n'améliorera pas votre production de collagène mais peut en ralentir le tarissement.

La vitamine E, reconnue pour ses effets bénéfiques sur la peau au début des années 1970, est aujourd'hui présente dans tous les gels, crèmes et masques faciaux. En tant qu'antioxydant, elle opère en association avec le sélénium et lutte très efficacement contre les dommages causés par les radicaux libres du fait de l'exposition au soleil. Elle contribue à retenir l'eau dans la peau, à y optimiser l'utilisation de l'oxygène et à produire des cellules neuves aux endroits lésés.

Le sélénium protège la peau des dommages causés par les radicaux libres, mais il remédie également à sa sécheresse. En association avec la vitamine E, il renforce le système immunitaire, contribuant à stopper les infections avant qu'elles n'atteignent la peau.

Le zinc, comme la vitamine C, est indispensable à la constitution du collagène. Il accélère la cicatrisation et unifie la pigmentation. D'une importance vitale pour le système immunitaire, il contribue à anéantir toute infection avant qu'elle n'atteigne la peau. Une carence en zinc se traduit par des difficultés de cicatrisation et peut entraîner vergetures et imperfections permanentes.

Les bioflavonoïdes, au nombre de 500 environ, comptent parmi eux de puissants antioxydants. Ils s'associent à la vitamine C pour protéger et entretenir le tissu conjonctif et les capillaires. L'écorce de citron est la source la plus riche qui soit en bioflavonoïdes.

Les pro-anthocyanidines et les anthocyanidines sont les moins connus des antioxydants. Ils n'en méritent pas moins de figurer en tête du classement, car outre leurs propriétés antioxydantes propres, ils renforcent celles des vitamines A, C et E. On les suppose également capables d'inhiber l'action des enzymes responsables de la désagrégation de l'élastine et du collagène. Sous la forme particulièrement active d'oligomères pro-anthocyanidoïques, ils entrent de plus en plus souvent dans la composition des crèmes de soin, mais ils sont également présents dans le thé vert, le curcuma et le raisin.

Pour de plus amples informations concernant les divers nutriments et autres éléments essentiels à une belle peau, consultez le tableau ci-dessous.

Nutriment	Mode d'action	Sources	Conséquences d'une carence
Vitamine A	Antioxydant. Contrarie l'accumulation de kératine et maintient la peau souple.	Huile de poisson, œufs, produits laitiers.	Peau squameuse, s'exfoliant, difficultés de cicatrisation.
Bêta-carotène (pro-vitamine A)	Matière première de la vitamine A. Protège contre les effets du vieillissement et des ultraviolets, renforce le système immunitaire.	Carottes, légumes vert foncé, épinards, abricots, oranges, tomates, poivrons, patates douces, cucurbitacées, cresson, chou.	Comme pour la vitamine A.
Bio-flavonoïdes	Antioxydants. Ralentissent la détérioration du tissu conjonctif et renforcent les fins capillaires qui irriguent la peau.	Ecorce et quartiers d'agrumes, abricots, mûres, cerises, cynorrhodon, pommes, sarrasin.	Propension aux meurtrissures, cicatrisation lente, vieillissement prématuré.
Vitamine B2	Nécessaire au développement et à la restauration de tissu cutané sain.	Lait, œufs, céréales, foie, légumes-feuilles, maquereau, champignons.	Dermite ou inflammation séborrhéïque autour du nez et de la bouche, lèvres craquelées, cheveux ternes ou gras.
Vitamine B3	Contribue à la production de pigments protecteurs de la peau comme la mélanine.	Riz brun, poulet, germes de blé, thon, brocolis.	Dermites, acné, eczéma, fatigue, dépression.
Vitamine B5 (acide panthothénique)	Nécessaire à la formation de nouveau tissu cutané visant le maintien de la santé des cheveux.	Levure, foie, rognons, œufs, riz brun, céréales complètes, lentilles.	Tremblements nerveux, crampes, fatigue, anxiété.
Vitamine B6	Equilibre la sécrétion sébacée de la peau et prévient les réactions allergiques.	Poulet, extrait de levure, brocolis, bananes, germes de blé, bœuf.	Hypersécrétion des glandes sébacées et conséquemment, peau grasse, peau squameuse, rétention d'eau.
Vitamine B 12	Facilite une bonne oxygénation de la peau par le sang et l'élimination des toxines.	Viande rouge, œufs, poisson.	Peau sèche, dermites, teint pâle.

Nutriment	**Mode d'action**	**Sources**	**Conséquences d'une carence**
Biotine	Facilite l'assimilation des graisses. Modère la sécrétion des glandes sébacées hyperactives.	Abats, germes de blé, levure de bière.	Peau sèche, eczéma, dermites squameuses.
Vitamine C	Antioxydant qui contribue à la lutte contre les radicaux libres et à la fabrication du collagène. Antibactérien, limite les infections cutanées. Détoxique et permet l'élimination des déchets.	Cassis, oranges, poivrons, cerises, fraises, brocolis, cresson.	Vaisseaux apparents, peau rugueuse et squameuse, propension aux meurtrissures, boutons, sécheresse du cuir chevelu.
Vitamine E (trocophérol)	Prévient les dommages cellulaires. Renforce les vaisseaux sanguins. Assure une bonne circulation.	Graines et oléagineux, huiles de poisson et de tournesol, avocats, légumineuses, germes de blé, patates douces.	Rides prématurées, teint pâle, acné, propension aux meurtrissures, cicatrisation lente.
Acide folique	Ralentit la déshydratation de la peau.	Levure de bière, germes de blé, mélasse.	Peau sèche, eczéma, lèvres craquelées, teint pâle.
Calcium	Contribue à la régénération de la peau. Maintient un bon rapport acidité-alcalinité de la peau.	Lait, fromage, yaourts, amandes, persil, levure de bière.	Teint brouillé, peau fatiguée.
Magnésium	En association avec le calcium, ralentit la perte de masse musculaire liée à l'âge et génératrice de rides. Essentiel à l'activité musculaire.	Légumes verts frais, germes de blé crus, pousses de soja, lait, céréales complètes, fruits de mer, figues, pommes, poissons gras et fruits oléagineux.	Constipation, teint brouillé et défauts de la peau, perte de masse osseuse, perte d'énergie.
Sélénium	Antioxydant et conséquemment anti-radicaux libres. Participe à la répartition de la vitamine E. Anti-inflammatoire.	Harengs, mélasse, thon, huîtres, champignons.	Teint terne, peau sèche.
Silice	Nécessaire à la fabrication du collagène.	Prêle.	Rides prématurées, eczéma, psoriasis, acné, cicatrisation lente.
Soufre	Combat les infections bactériennes assurant ainsi la santé de la peau. Détoxique par stimulation de la sécrétion biliaire.	Bœuf maigre, haricots secs, poisson, chou.	Teint terne, infections cutanées, fatigue.
Coenzyme-Q10	Aide le système immunitaire à repousser l'infection bactérienne, en tant qu'antioxydant, ralentit le vieillissement imputable aux radicaux libres.	Huiles de soja, sardines, maquereau, arachides, porc.	Immunodépression, teint brouillé.
Zinc	Antioxydant. Aide les protéines qui alimentent la peau en vitamine A à ralentir l'appauvrissement en collagène et en élastine lié à l'âge. Assiste le système immunitaire dans la destruction des bactéries.	Viande, céréales complètes, levure de bière, son de froment, germes de blé, lécithine de soja, légumineuses.	Teint terne, eczéma, acné, cheveux mous et ternes, ongles marqués de blanc.

Des corps gras indispensables

Vous pouvez vous procurer tous les compléments alimentaires qui soient, votre peau n'en retirera un bénéfice que si votre organisme trouve dans les repas quotidiens son quota d'antioxydants. C'est essentiellement parmi les fruits et légumes qu'il faut chercher ces substances qui stimulent la circulation, détoxiquent et hydratent.

Le cresson, les carottes, les abricots et les patates douces, pour ne citer qu'eux, apportent des fibres qui, en accélérant le transit intestinal, facilitent l'élimination des toxines. Par ailleurs, les végétaux sont alcalins par nature, ce qui contribue à prévenir la formation dans le sang de cristaux acides qui entravent la circulation dans les fins capillaires superficiels. Autre qualité des fruits et des légumes : ils comportent un très faible taux de graisses susceptibles de ralentir la circulation et de provoquer des boutons, surtout chez les personnes à peau grasse. Cela ne signifie pas que toutes les graisses soient nocives pour la peau, bien au contraire.

Les acides gras essentiels

Après des décennies de phobie anti-graisses, les scientifiques reconnaissent aujourd'hui les vertus de certains corps gras. En ce qui concerne la peau, les principaux facteurs de vieillissement – déficience en eau et manque de souplesse – sont les premiers symptômes d'une carence en acides gras essentiels.

Les acides gras essentiels (AGE), élaborés au niveau de la paroi cellulaire, jouent un rôle hydratant car ils piègent les liquides à l'intérieur des cellules. On les trouve dans les poissons gras des mers froides, les fruits oléagineux, les graines, les algues, la viande et les œufs « bio ».

Or, la consommation des acides gras essentiels a chuté dans les pays occidentaux au cours des vingt ou trente dernières années, du fait de l'industrialisation du mode de culture, d'élevage et de transformation des aliments. Alors qu'ils devraient représenter 15 % de notre ration calorique, ils ne totalisent que moins de la moitié de ce pourcentage.

Les acides gras essentiels se répartissent en deux catégories : oméga-3 et oméga-6 ; ce sont les premiers qui intéressent la peau et qui font davantage défaut dans l'alimentation des pays industrialisés.

L'organisme est incapable de synthétiser les acides gras essentiels oméga-3 et doit impérativement les trouver dans les aliments. Ils n'ont pas la faveur des industriels de l'alimentation car ils sont instables et s'oxydent facilement. Mais à s'efforcer de leur ajouter des conservateurs ou, dans le cas d'huiles hydrogénées, de les transformer en margarines, on détruit leurs propriétés.

Les huiles de sésame, de colza, de noix, le soja et de lin constituent d'excellentes sources d'acides gras essentiels. Elles ont le défaut de rancir rapidement et doivent être conservées au réfrigérateur. Si vous n'en appréciez pas le goût, vous pouvez consommer des poissons gras en conserve tels que sardines, maquereaux et saumon.

Consommer du poisson en conserve présente également l'intérêt de ralentir la déminéralisation des os. Parallèlement, il convient d'éliminer de l'alimentation les graisses saturées ou transformées qui contrecarrent dans l'organisme l'action des acides gras essentiels.

Au bout de quatre à huit semaines, la peau reflète l'action des acides gras essentiels : elle

« tire » moins après la toilette ou l'exposition à certains éléments, elle est plus douce et mieux hydratée. Par ailleurs, une alimentation riche en acides gras essentiels exerce sur les rides une action retardatrice.

Vous tirerez d'une augmentation de votre apport en AGE des bénéfices complémentaires : une meilleure circulation (car ils assouplissent les cellules sanguines, leur permettant d'irriguer les fins capillaires qui alimentent la peau en nutriments et en oxygène) et une réduction des intempestives fringales.

Consommez fruits à coque, graines et poissons gras sans vous soucier de l'apport calorique qu'ils représentent, car les acides gras essentiels accélèrent le métabolisme, qui brûle alors plus rapidement les graisses. Ils tendraient à faire plutôt maigrir que grossir. Pas de crainte à avoir non plus en ce qui concerne les peaux grasses : au lieu de s'agglomérer comme celles des graisses saturées, les molécules d'AGE se dispersent et ne bouchent pas les pores.

Des compléments non négligeables

L'enthousiasme qui se manifeste depuis une vingtaine d'années pour les compléments alimentaires ne se dément pas et le marché affiche même une nette augmentation.

Mais tous les compléments alimentaires sont-ils utiles, alors que nous pouvons trouver les nutriments nécessaires dans les produits alimentaires ? En voici quelques-uns qui font largement défaut dans notre régime et suffiront à assurer la santé de votre peau.

Vitamine E : notre alimentation est généralement carencée en vitamine E, détruite par le chlorage de l'eau, les polluants atmosphériques et les œstrogènes contenus dans les contraceptifs oraux et les traitements hormonaux de substitution. Il est donc intéressant d'en consommer sous forme de complément, après vous être assuré toutefois qu'il s'agit de vitamine E naturelle (d-alpha-trocophérol), plus performante que son équivalent synthétique (dl-alpha-trocophérol).

Acides gras essentiels : si vous ne pouvez pas consommer suffisamment de graines, êtes allergique aux fruits à coque ou n'appréciez pas particulièrement les huiles riches en AGE, choisissez comme compléments les huiles d' onagre et de bourrache.

Coenzyme-Q10 : cet antioxydant contribue à la restauration de la peau et renforce l'immunité ; il n'est pas rare que l'organisme en manque car il est facilement détruit par la caféine, les boissons alcoolisées et sucrées.

Sélénium : les Européens consomment trop peu de sélénium, soit la moitié de la dose quotidienne conseillée (60 à 70 microgrammes) ; il est peu présent dans notre blé, à la différence des variétés américaines qui en contiennent beaucoup. Par ailleurs, les Européens consomment relativement moins d'abats, qui sont riches en sélénium.

Glutathione : antioxydant jouant un grand rôle dans la détoxication, il est synthétisé par l'organisme à partir de trois aminoacides. Tous trois sont présents dans les fruits et les légumes, mais il s'avère plus efficace de les absorber ensemble, sous la forme pratique d'un complément alimentaire.

Silice : la faculté organique de stockage de cet élément nutritif s'amenuisant avec l'âge, il est intéressant à consommer en complément, à moins d'apprécier la tisane de prêle.

L'excès est l'ennemi du bien

Tous les nutriments cités ici ainsi qu'à la page 95 sont bénéfiques pour la peau à un titre ou un autre. Mais lorsque votre organisme dispose d'assez de vitamine C pour fabriquer du collagène, de vitamine A pour synthétiser la kératine et de vitamine E pour mener la bataille contre les radicaux libres, en consommer davantage ne présente aucun intérêt. L'excès de nutriments insolubles dans l'eau peut même entraîner différents problèmes dermatologiques. Ne vous laissez pas influencer par les publicités vantant les vertus rajeunissantes de tel ou tel complément alimentaire. La peau est un organe qui, comme tout autre, a ses limites.

Les aliments à éviter ou à proscrire

Les graisses saturées font perdre de leur souplesse aux cellules sanguines, qui trouvent plus difficilement leur chemin jusqu'aux fins capillaires qui irriguent la peau. Chez les personnes à peau grasse, elles accroissent le risque de pores bouchés.

Le sucre accroît la fréquence et la gravité des infections bactériennes de la peau, car les bactéries s'en nourrissent.

Friture, fumage ou cuisson au barbecue sont des modes de cuisson ou de conservation qui détruisent les antioxydants contenus dans les aliments.

Le sel pompe l'eau des cellules, asséchant les tissus y compris la peau.

Thé, café et alcool sont des boissons diurétiques qui ont un effet asséchant sur les tissus.

L'alcool contrarie le bon fonctionnement du foie, favorisant l'accumulation des toxines qui finissent souvent par atteindre la peau.

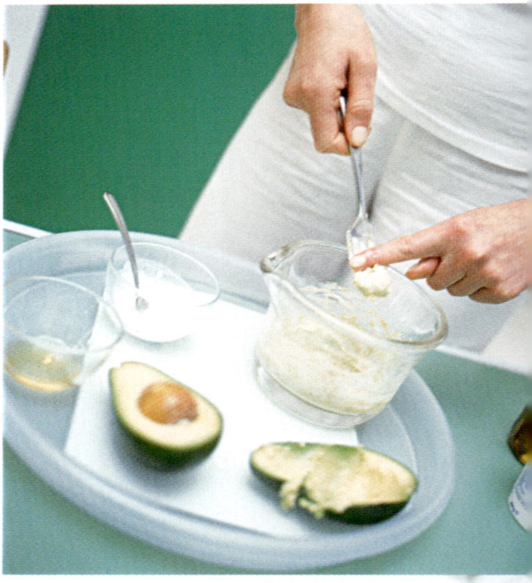

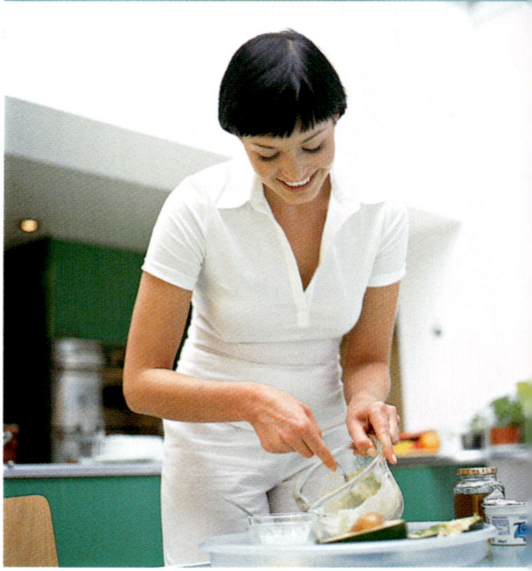

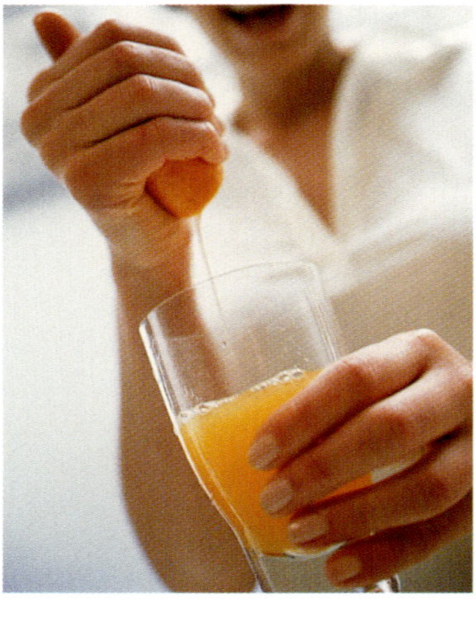

Des cosmétiques « maison »

Du fait qu'ils activent localement la circulation, neutralisent les bactéries, stimulent l'élimination des déchets, s'opposent à l'évaporation de l'eau et resserrent les pores, les masques confectionnés artisanalement sont à même d'améliorer la qualité de la peau. Ils sont préparés à partir d'ingrédients de base immédiatement disponibles, bon marché et peu susceptibles de provoquer des réactions allergiques.

Les ingrédients de base

L'argile constitue depuis des siècles le constituant par excellence des masques de beauté. Cette « boue » nettoie la peau en profondeur; elle absorbe l'excès de sébum et resserre les pores, laissant la peau soyeuse et lisse. Anti-inflammatoire, elle ne provoque pas de réaction allergique.

La terre de Fuller est l'argile la plus utilisée; elle possède de puissantes vertus purifiantes en dépit de sa couleur peu appétissante. L'argile blanche (kaolin) est très astringente, de sorte qu'elle raffermit la peau tout en stimulant les circulations sanguine et lymphatique.

L'argile verte est probablement la plus intéressante pour qui s'efforce de ralentir la fuite du temps, car ses applications réitérées semblent interrompre le développement des rides, probablement par un effet stimulant sur les muscles superficiels du visage, la circulation du sang et celle de la lymphe. L'argile verte constitue un paradoxe: elle paraît posséder le double talent de normaliser les peaux grasses et d'enrichir les peaux sèches.

Lorsque le temps vous fait défaut, il vous suffit, pour préparer un masque, d'ajouter à de l'argile additionnée d'eau (florale ou de source) quelques gouttes d'huiles essentielles.

La farine sert de liant; choisie de façon appropriée, elle peut également nourrir et purifier. La farine de pois chiches sert d'élément de base à travers tout le sous-continent indien. Elle a également un effet nourrissant et purifiant. On peut utiliser d'autres farines: de blé, d'avoine, de maïs, etc.

Le varech, comme l'argile, affine la peau et resserre les pores. Il est riche en vitamines et sels minéraux, mais son odeur de poisson impose l'adjonction d'une huile essentielle.

La levure de bière possède des propriétés extractives: elle est particulièrement adaptée aux peaux grasses. C'est un bon liant.

Le curcuma constitue en Asie la base des masques que s'appliquent les futures épousées la veille de leurs noces pour avoir une peau rayonnante. Antiseptique, il clarifie le teint tout en adoucissant la peau.

Le yaourt, vivifiant, contient de l'acide lactique qui contribue à débarrasser la peau du sébum et des bactéries tout en l'hydratant. Il a également un effet tonifiant et resserre les pores. Utilisé régulièrement, il rééquilibre le taux d'acidité et peut ainsi éviter l'apparition de boutons.

Le miel est une substance visqueuse qui, étrangement, hydrate la peau. Il est présent dans de nombreux masques hydratants pour peaux sèches. Antiseptique doux, il convient également aux peaux grasses.

Le pollen est riche en aminoacides, en vitamines et en sels minéraux. Il revitalise les peaux sénescentes, sans compter que ses grains exercent une action exfoliante.

L'œuf est bénéfique à double titre: le blanc resserre les pores et raffermit la peau, le jaune, riche en acides gras essentiels, la lubrifie et la nourrit. L'un et l'autre sont généralement utilisés séparément.

L'aloe vera est utilisé depuis des millénaires pour ses propriétés cicatrisantes. Il est commercialisé sous forme d'extrait liquide ou gélifié; il contient des enzymes réputées réduire l'importance des rides.

Les huiles extraites de plantes ou de fruits oléagineux sont utilisées en tant qu'émulsifiants propres à hydrater, nourrir et lisser la peau.

Les eaux florales sont des mélanges d'eau distillée et d'huiles essentielles. La plus connue est l'eau de rose, dont la légère acidité en fait un bon tonique. L'eau de fleur d'oranger équilibre les peaux grasses.

Les hydrolats résultent de la distillation mise en œuvre pour la production des huiles essentielles. Ils servent à tonifier et à rééquilibrer la peau. On peut les incorporer à un masque ou s'en servir pour lotionner le visage après l'avoir retiré. Le fenouil sert traditionnellement à prévenir ou à combattre les rides; le souci est réputé comme hydratant pour les peaux sénescentes.

Les fruits et les légumes

Les végétaux sont riches en certaines enzymes que l'on croit stimulantes pour les cellules de la peau. Le débat reste ouvert quant à décider si elles pénètrent suffisamment profondément pour avoir une action à long terme, mais il est certain qu'après l'application d'un masque aux fruits ou aux légumes, la peau picote de santé et le teint rayonne. Les fruits, sous une forme hautement condensée et synthétisée, sont devenus les rois des peelings à l'acide glycolique qui font désormais fureur. Les masques « maison » sont beaucoup plus délicats pour la peau que ceux qui sont issus de l'industrie des cosmétiques.

Pour peau sèche ou mature

L'avocat est riche en huiles mono-insaturées, bien absorbées par la peau, et en vitamine E, ennemi juré des radicaux libres. **Le raisin** contient une forte proportion d'oligo-éléments censés stimuler le renouvellement cellulaire; son jus est utilisé comme exfoliant. **La carotte** est riche en bêta-carotène antioxydant, qui repousse les radicaux libres. C'est aussi un bon hydratant qui, par sa consistance liquide, nécessite l'adjonction d'un liant. **La papaye** contient de la papaïne, une enzyme qui contribue à dissoudre la peau morte. **Le cassis** est réputé humecter la peau et donc l'hydrater.

Pour peau normale

La pêche est très apaisante et légèrement lubrifiante. **L'ananas** contient de la broméline, une enzyme qui contribue à la désagrégation des déchets protéiniques contenus dans le tube digestif et dissout les déchets cutanés. **La tomate** est très alcaline : elle modère l'acidité de la peau tout en étant légèrement émolliente. **La banane** est riche en amidon et en sucre; c'est une base intéressante pour un masque apaisant et nourrissant. **La pomme** est riche en pectine, qui détoxique efficacement; légèrement antibactérienne, elle est conseillée pour les peaux grasses.

Pour peau grasse

La poire stimule l'élimination des déchets par l'épiderme. **Le citron** attaque sur deux fronts : c'est un astringent antiseptique qui contribue à neutraliser les bactéries et à resserrer les pores dilatés; il contient de la vitamine C qui accélère la guérison des boutons et autres imperfections. **Le concombre** contient l'estérase de l'acide ascorbique qui agit comme astringent sur les pores dilatés. **L'abricot** contient de la vitamine PP, puissamment bactéricide et astringente.

La fraise contient de l'acide salicylique qui entre dans la composition des produits commerciaux pour peeling aux acides de fruits; c'est un astringent qui contribue à rééquilibrer les peaux grasses.

Confectionnez votre masque de beauté

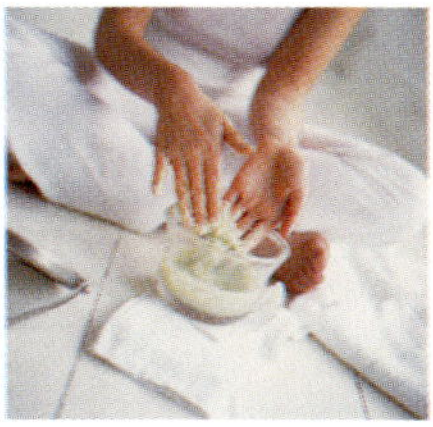

La consistance de la préparation conditionne la réussite de l'opération : trop liquide, vous devrez vous allonger pour qu'elle ne coule pas, trop épaisse, vous serez obligé ensuite d'arracher un masque croûteux, au risque de léser la peau.

La pâte d'un masque se compose d'un liquide, d'un liant et d'une huile. Le liquide peut être le jus du fruit ou du légume que vous utilisez ; dans le cas contraire ajoutez une eau florale ou de l'eau claire – distillée ou de source de préférence ; l'eau du robinet doit être préalablement filtrée et bouillie de façon à être débarrassée de ses impuretés.

Si vous choisissez comme base des fruits ou des légumes, mixez-les pour en réduire la chair en fine pulpe. Le mixer vous servira également à incorporer les ingrédients complémentaires. Si vous utilisez des végétaux, du yaourt ou les deux, choisissez de l'argile en poudre ou de la farine en tant que liant.

L'huile est à ajouter en dernier lieu, en filet, de façon à émulsifier le mélange comme dans la confection d'une mayonnaise. Si vous ajoutez une gélule d'onagre ou de bourrache, qui contribuent à anéantir les radicaux libres et à retenir l'humidité, vous obtiendrez un effet anti-vieillissement.

L'huile d'amande douce est la plus couramment utilisée dans la confection des masques de beauté, mais vous pouvez la remplacer par une autre huile adaptée à votre type de peau (voir page 32).

L'application du masque

Avant tout, assurez-vous de la propreté de votre peau et au besoin, procédez à un gommage préalable (voir page 88). La présence de résidus ou de déchets nuirait à l'absorption de la préparation. Un massage, effectué comme indiqué dans les pages 36 à 45, ne peut que renforcer l'efficacité d'un masque facial. Respectez un temps de pose de dix minutes au minimum. Au-delà de vingt minutes, il est inutile d'insister. Retirez le masque devenu solide à l'aide d'un gant de toilette ou d'un linge fin imprégné d'eau tiède.

Le soin ne serait pas complet sans l'application d'une lotion tonique. L'eau de rose ou de fleur d'oranger est idéale, et vous pouvez en optimiser l'action par l'adjonction d'une huile essentielle appropriée. La bergamote, le cyprès ou le genévrier sont de bons toniques, mais vous pouvez faire votre choix dans la liste de la page 32.

Evitez de vous maquiller après l'application du masque : votre peau a besoin de respirer. Lorsqu'on lui en accorde la possibilité, elle se revitalise en puisant directement dans l'air 2 à 3 % de l'oxygène que compte l'organisme tout entier et libère au moins autant de dioxyde de carbone.

Les quatre recettes suivantes ne représentent que quelques échantillons des nombreuses formules de masques de beauté à confectionner soi-même.

Masque nourrissant à l'avocat et au miel

La richesse de l'huile d'avocat, la faculté d'humectage du miel et les effets stimulants des huiles essentielles composent un masque nourrissant pour les peaux sèches ou sénescentes.

1/4 d'avocat mûr
1 c. à café de miel liquide
2 gouttes d'essence de jasmin ou de rose otto
2 c. à café de yaourt à la grecque

Réduisez l'avocat en purée à la fourchette, puis incorporez le reste des ingrédients. Appliquez sur le visage en couche épaisse et laissez poser dix minutes au minimum. Retirez à l'aide d'un tissu sec, puis rincez soigneusement avec un linge imprégné d'eau tiède

Masque tonifiant à l'argile et au concombre

Les propriétés astringentes de l'argile et du concombre confèrent à ce masque une action tonifiante appropriée aux peaux normales ou grasses.

1 tronçon de concombre de 5 cm
4 c. à café d'argile verte
2 c. à café de levure de bière

Mixez les ingrédients jusqu'à obtention d'une purée lisse. Si elle est trop liquide, ajoutez une cuillerée ou deux d'argile.

Masque nourrissant au curcuma et à l'œuf

Les graisses essentielles contenues dans le jaune d'œuf et les propriétés adoucissantes du curcuma s'allient pour composer un masque nourrissant destiné aux peaux fatiguées, sèches ou normales.

1 œuf (le blanc séparé du jaune)
2 c. à soupe d'huile de jojoba
2 c. à café de grains de pollen
2 c. à café de levure de bière
2 c. à café de curcuma
Eau de rose

Battez le jaune d'œuf puis ajoutez les autres ingrédients. Ce masque est facile à appliquer mais un peu collant; une fois retiré à l'éponge, il laisse la peau parfaitement lisse.

Masque raffermissant à l'œuf

Dans ce masque, le blanc d'œuf permet de resserrer, le varech d'affiner, tandis que l'effet astringent et raffermissant de l'essence de géranium prépare votre visage en vue d'une soirée de gala.

1 blanc d'œuf
4 à 6 c. à café de varech
1 goutte d'essence de géranium

Montez le blanc d'œuf en mousse légère sans être ferme. Incorporez les autres ingrédients. Etalez finement sur votre visage et laissez poser jusqu'à séchage complet. Retirez avec un linge et rincez.

Masque tonique rafraîchissant

Associées à une huile essentielle appropriée, les eaux florales, telles que l'eau de rose, sont d'excellents toniques. Cette recette est destinée aux peaux sèches ou normales. Si votre peau est plus grasse, remplacez l'eau de rose par de l'eau de fleur d'oranger additionnée d'essence de bergamote ou de cyprès.

100 ml d'eau de rose
1 goutte d'essence de lavande, 1 goutte d'essence d'encens

Dans un petit pot, mélangez les ingrédients en agitant énergiquement. Imbibez du mélange un tampon de coton et tamponnez votre visage.

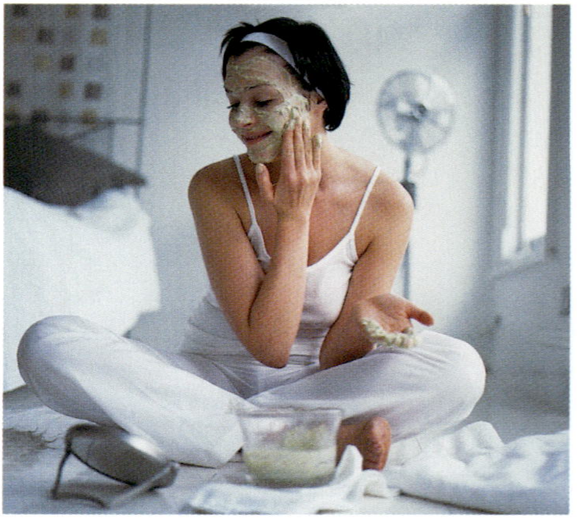

votre peau a soif

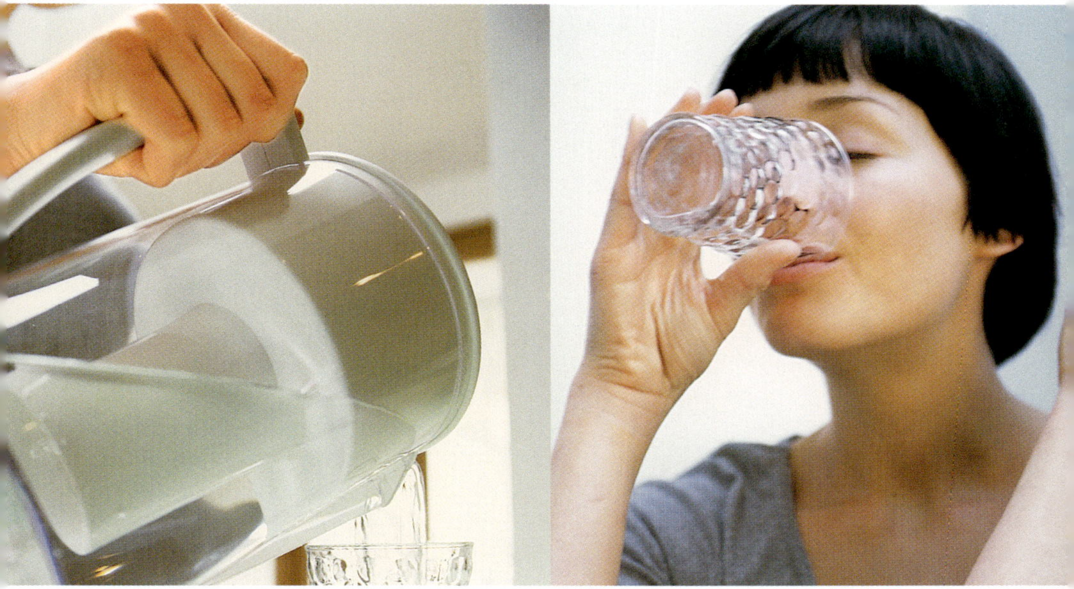

A propos des liquides

L'eau est pour la peau comme pour les végétaux un élément essentiel. Elle entre pour deux tiers dans la composition de la peau. La déshydratation a des conséquences fâcheuses sur l'ensemble de l'organisme, mais elle ne laisse d'empreinte visible que sur la peau, qu'elle marque de rides, de poches sous les yeux et autres signes de vieillesse.

L'aspect plein et lisse d'un visage repose sur sa teneur en eau, faute de quoi il se déforme et se chiffonne.

Les entreprises de cosmétiques s'efforcent de nous convaincre qu'il existe au moins six types de peau: aux gammes traditionnelles de produits pour peaux sèches, grasses ou normales, s'ajoutent aujourd'hui celles qui sont destinées aux épidermes «sensibles», «mixtes» ou «matures», sans compter les peaux dites «à problèmes». Mais si nous parvenons généralement à nous reconnaître dans l'une ou l'autre de ces catégories, le phénomène de vieillissement se charge de regrouper la quasi-totalité de la population dans une classe unique: celle des peaux déshydratées.

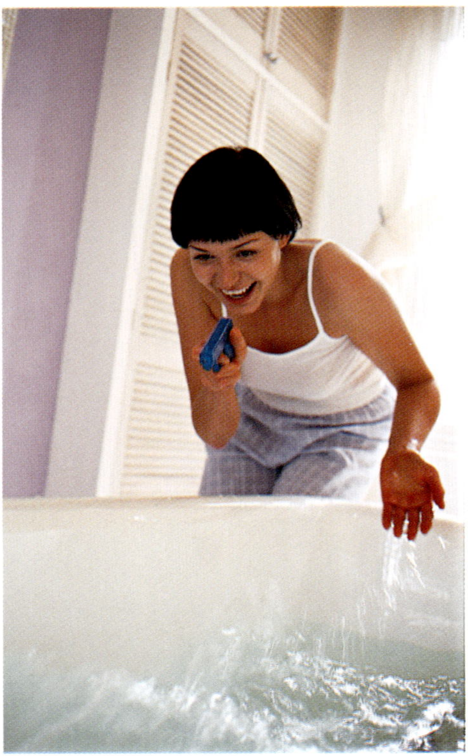

Une évaporation incontournable

La déshydratation fait malheureusement partie des nombreuses conséquences naturelles du vieillissement. La peau s'amincit, autorisant une plus forte évaporation. La déperdition la plus importante a lieu au niveau du visage, dont la peau est plus fine et qui est plus exposé que le reste du corps. D'abord imperceptible, l'amincissement s'accélère chez la femme avec la ménopause. C'est parce que leur peau est plus épaisse, entre autres, que les hommes paraissent alors plus jeunes que les femmes: elle retient mieux l'eau et n'a pas à subir de perturbations hormonales.

Le processus de vieillissement entraîne également une réduction de la production de sueur et de sébum –deux fidèles alliés de l'hydratation. La substance grasse sécrétée par les glandes sébacées ne se contente pas de lubrifier la peau, elle empêche l'eau de s'évaporer. Pourtant, dès trente ans, la peau du visage se dessèche plus vite que celle des chevilles, du ventre ou des fesses, quel que soit le soin qu'on prend de l'une et des autres. La déshydratation de la peau se manifeste lentement, mais finit néanmoins par devenir évidente.

La ruée vers l'eau

Aux alentours de la trentaine ou de la quarantaine, les femmes réagissent à une déshydratation progressive qu'elles tentent de ralentir avec des produits hydratants. La demande a augmenté de 50% au cours des cinq dernières années pour ce type de cosmétiques, ce qui reflète le vieillissement de la population mais doit probablement beaucoup aussi la publicité qui est faite – volontiers axée sur des arguments pseudo-scientifiques – autour de produits de haute technologie.

Elle s'adresse avec succès à une clientèle féminine relativement aisée, âgée de trente à soixante ans, qui dépense chaque année des sommes folles en produits hydratants, sans pour autant assouvir la soif de sa peau. En effet, la capacité d'absorption de l'épiderme est faible et décline encore avec l'âge, alors que, parallèlement, son taux de kératine augmente. Les produits hydratants se comportent donc en substituts du couple sébum-transpiration pour empêcher l'eau de s'évaporer.

Les produits hydratants sont des émulsions de type «huile dans l'eau» ou «eau dans l'huile». Dans le premier cas, il s'agit de gouttes d'huiles microscopiques en suspension dans de l'eau et constituant une crème légère et fluide; dans le second, c'est l'eau qui est en suspension dans l'huile, formant une crème plus consistante.

Plus une crème est fluide plus elle peut paraître performante, mais l'effet n'en est que de courte durée, car dès qu'elle est étalée à la surface de la peau, l'évaporation s'empresse d'en éliminer l'eau. S'asperger le visage ou y vaporiser de l'eau ne donne pas de moins bons résultats.

Les crèmes du type «huile dans l'eau» sont par définition très riches en eau, laquelle est vulnérable aux infections et impose aux fabricants l'adjonction de conservateurs spécifiquement destinés à prévenir la prolifération bactérienne. Le plus utilisé de ces conservateurs est l'oxacide benzoïque, qui peut provoquer des irritations à court terme; il risque par ailleurs de s'accumuler dans l'organisme, avec des conséquences encore inconnues. Son interdiction a d'ailleurs été évoquée aux Etats-Unis.

Les industriels ne se montrent pas pressés de tuer la poule aux œufs d'or et multiplient des produits plus sophistiqués les uns que les autres. Aux crèmes conventionnelles de type «huile dans l'eau» sont donc venues s'en ajouter d'autres contenant des liposomes et autres innovations censées faire pénétrer l'eau à l'intérieur la peau.

Pourtant, aussi pointues soient-elles, les recherches en laboratoire s'axent sur le symptôme et non sur la cause du mal. C'est dans les profondeurs du derme, dont les cellules sont à 80% liquides, que le manque d'eau se fait sentir. Les molécules protéiques de la substance fondamentale albuminoïde servant d'armature au tissu conjonctif sont censées absorber mille fois leur poids en eau, autant dire qu'elles sont assoiffées en permanence.

Il en va de l'eau comme de la nourriture: mieux vaut boire en abondance que de s'efforcer d'hydrater sa peau de l'extérieur, quel que soit le moyen employé.

Buvez, éliminez

L'organisme élimine les toxines – celles qui creusent des poches sous les yeux, qui s'accumulent sous la peau jusqu'à faire irruption à la surface sous forme de boutons – en évacuant quotidiennement un litre et demi d'eau en moyenne, par la peau, les poumons, le système digestif et les reins. Parallèlement, il se doit de produire un tiers de litre d'eau pour brûler le glucose destiné à la production d'énergie.

Ces quantités varient d'un individu à l'autre en fonction de la taille et du type d'activité (voir ci-dessous). Il n'en reste pas moins que nous devons absorber en moyenne un minimum de deux litres d'eau par jour pour que notre organisme fonctionne de façon optimale.

C'est rarement le cas, même si nous croyons généralement le contraire. En effet, les quantités de liquide absorbées le sont souvent sous forme de café, de thé, de bière, de vin ou de sodas, des boissons diurétiques que les reins se chargent d'éliminer en une heure ou deux, sans que les cellules cérébrales aient été hydratées, et moins encore le derme qui se situe en fin de liste dans l'ordre des priorités organiques.

Il en ressort que nous sommes pour la plupart des déshydratés chroniques qui s'ignorent. Les effets néfastes qui en découlent sont rarement mortels, mais ils peuvent gêner fortement notre vie quotidienne. Souvent attribués à tort à d'autres causes, les maux de tête, fatigue, indigestions et douleurs articulaires sont symptomatiques d'un état de déshydratation.

Priorité à la soif

Comment un organisme privé d'eau au point de somatiser douloureusement ce manque ne l'exprime-t-il pas par une soif permanente? Tout simplement parce que, privé d'eau, il bloque le mécanisme de la soif et le message ne parvient pas au cerveau. Probablement s'agit-il d'un réflexe de survie, d'une adaptation à court terme à la sécheresse. A plus long terme, le cerveau enregistre les restrictions en tant que norme.

Il en va différemment des enfants: leurs tissus se composent essentiellement d'eau et ils en éliminent plus que les adultes par l'intermédiaire de la respiration. Ils sont dotés en conséquence d'un mécanisme de la soif sensible et gourmand, ce qui explique qu'ils boivent avidement et en abondance chaque fois que l'occasion s'en présente. Ce mécanisme se rapproche de celui de l'adulte au fil de l'adolescence, mais c'est bel et bien le fait de ne pas boire à satiété qui perturbe le mécanisme de la soif.

La mécanique se répare d'elle-même à partir du moment où vous augmentez votre apport quotidien en eau, et il faut très peu de temps ensuite pour que vous buviez suffisamment pour satisfaire vos besoins. Curieusement, une sensation de sécheresse dans la gorge constitue une manifestation de la déshydratation.

L'organisme qui manque d'eau expédie des messages par divers canaux qui accusent réception de l'information par de légers symptômes: gêne dans les fosses nasales ou début de fatigue. Les manifestations de soif varient selon les individus, de sorte qu'il revient à chacun de les identifier en suivant son instinct et d'en retirer des bénéfices tangibles, ne seraitce qu'un regain d'énergie. A boire plus d'eau, vous n'avez d'ailleurs pas à redouter de devoir vous précipiter aux toilettes toutes les dix minutes, car la capacité de la vessie s'adapte à cette augmentation.

Le visage profite largement de cette réhydratation. Non seulement les cellules dermiques retrouvent leurs formes pleines mais les effets secondaires sont nombreux. Par ailleurs, ce qui n'est pas négligeable sur le plan esthétique, boire plus d'eau se traduit souvent par une perte de poids.

Il s'agit là d'un effet secondaire en rapport avec la modification du mécanisme de la soif. Lorsque l'organisme manque d'énergie, le système central du cerveau enregistre simultanément les sensations de faim et de soif, et comme nous sommes pour la plupart programmés depuis l'enfance à associer énergie et goût sucré, nous commençons, avant de penser à boire, par manger. En faisant l'inverse, vous vous apercevrez bientôt que dans les moments où l'énergie vous fait défaut, votre corps apprendra à faire la différence entre la faim et la soif.

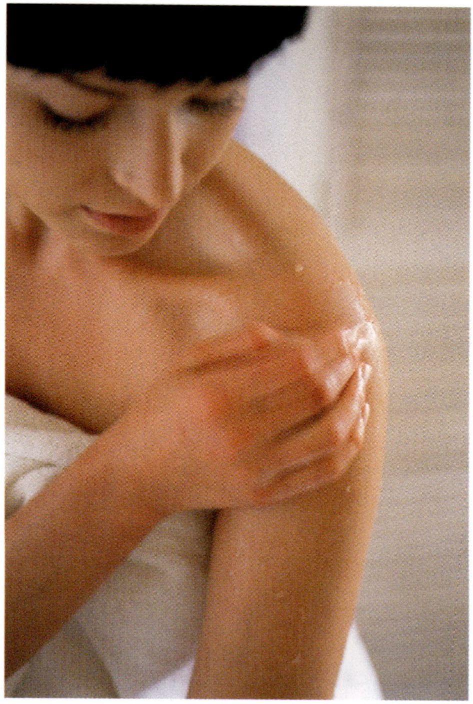

Evaluez vos besoins en eau

Vous pouvez calculer la quantité d'eau moyenne dont votre corps a besoin en procédant à un calcul très simple. Divisez votre poids par 8 et arrondissez au nombre entier supérieur. Si vous pesez 60 kilos, par exemple, vous obtenez 7,5 à arrondir à 8. Ce chiffre représente le nombre de verres que vous devez boire par jour, soit environ deux litres.

Il s'agit d'une quantité minimale correspondant à une journée d'activité normale par temps froid. A partir du moment où le soleil brille, où vous avez décidé de retourner la terre de votre jardin ou d'entreprendre un jogging, vous pouvez multiplier le chiffre obtenu par 1,5.

N'oubliez pas que vous pouvez également consommer de l'eau sous une forme solide. Certaines personnes exclusivement frugivores ne boivent pas d'eau du tout. Les fruits et les légumes en contenant souvent plus de 90%, il suffit de consommer quatre fruits et quatre plats de légumes (soit à peine plus d'un kilo de matière végétale) pour totaliser un litre d'eau.

De l'eau, tout simplement

Réhydrater son organisme en buvant davantage est bénéfique pour la peau à plusieurs titres.

Chez les sujets à peau sèche ou normale, l'eau stimule la production des sécrétions sébacées : l'humidité est mieux retenue, sans pour autant que la peau devienne grasse.

La fonction rénale est mieux assurée, de sorte qu'un nombre moindre de toxines parvient à la peau.

Les muscles, et entre autres ceux du visage, gagnent en souplesse et en robustesse. Ils sont composés aux trois quarts d'eau : 3 % d'eau en moins et c'est 10 % de leur force qui disparaît.

Le tissu conjonctif perd de sa rigidité à partir du moment où il est hydraté, de sorte que la substance fondamentale dans lequel il est inséré devient plus souple, les expressions moins figées.

Eau minérale ou eau du robinet ?

Les craintes portant sur la qualité de l'eau domestique poussent de plus en plus de gens à s'approvisionner en eaux conditionnées en bouteille.

Dans la plupart des régions, le réseau de distribution français dispense une eau de qualité acceptable du fait d'une réglementation et de contrôles relativement stricts, mais les incidents ne manquent pas, et on a dénombré des centaines de substances chimiques toxiques potentiellement présentes dans l'eau domestique, des nitrates aux pesticides en passant par le plomb et l'aluminium. En revanche, l'eau en bouteille n'est pas toujours aussi pure qu'on aimerait le croire.

Il faut faire la distinction entre les eaux de source, les eaux de table et les eaux minérales. Seule la dernière catégorie regroupe des eaux garanties comme directement issues d'une source souterraine, non traitées et non polluées. L'eau dite « de source » n'est pas obligatoirement embouteillée sur le site d'où elle jaillit, de sorte qu'elle est susceptible de s'être vue adjoindre des bactéricides. L'étiquetage « eau de table », le plus mal défini, peut s'appliquer à des mélanges d'eaux de diverses provenances, y compris du réseau d'alimentation. Elle est généralement purifiée et enrichie en sels minéraux avant sa commercialisation.

Vous ne devez surtout pas considérer l'eau minérale comme un complément alimentaire. L'eau de source et l'eau du robinet sont souvent carbonatées – un procédé qui peut avoir pour effet de fixer les minéraux sur les molécules de carbone et de dépouiller l'organisme de ses éléments nutritifs. Les eaux minérales sont d'ailleurs relativement pauvres en minéraux et mal équilibrées. Une eau riche en sodium, par exemple, exerce un léger effet déshydratant. Choisissez de préférence des eaux dont le taux de calcium est élevé par rapport à celui du sodium. Préférez les bouteilles en verre : la matière plastique peut avoir suinté dans le liquide du fait d'une exposition prolongée au soleil.

Il se vend de plus en plus de filtres à eau dans le commerce. Il s'agit le plus souvent de carafes dotées d'un filtre au charbon activé et aux résines à échange d'ions qui éliminent les métaux, le chlore et le calcaire. Mais elles filtrent par la même occasion des minéraux naturels intéressants tels que le calcium.

Les filtres éliminent également le chlore destiné à la destruction des bactéries : il ne faut pas laisser séjourner l'eau dans la carafe plus d'une journée hors du réfrigérateur. Le filtre doit être régulièrement changé, sous peine de voir les résidus rejoindre l'eau de la carafe.

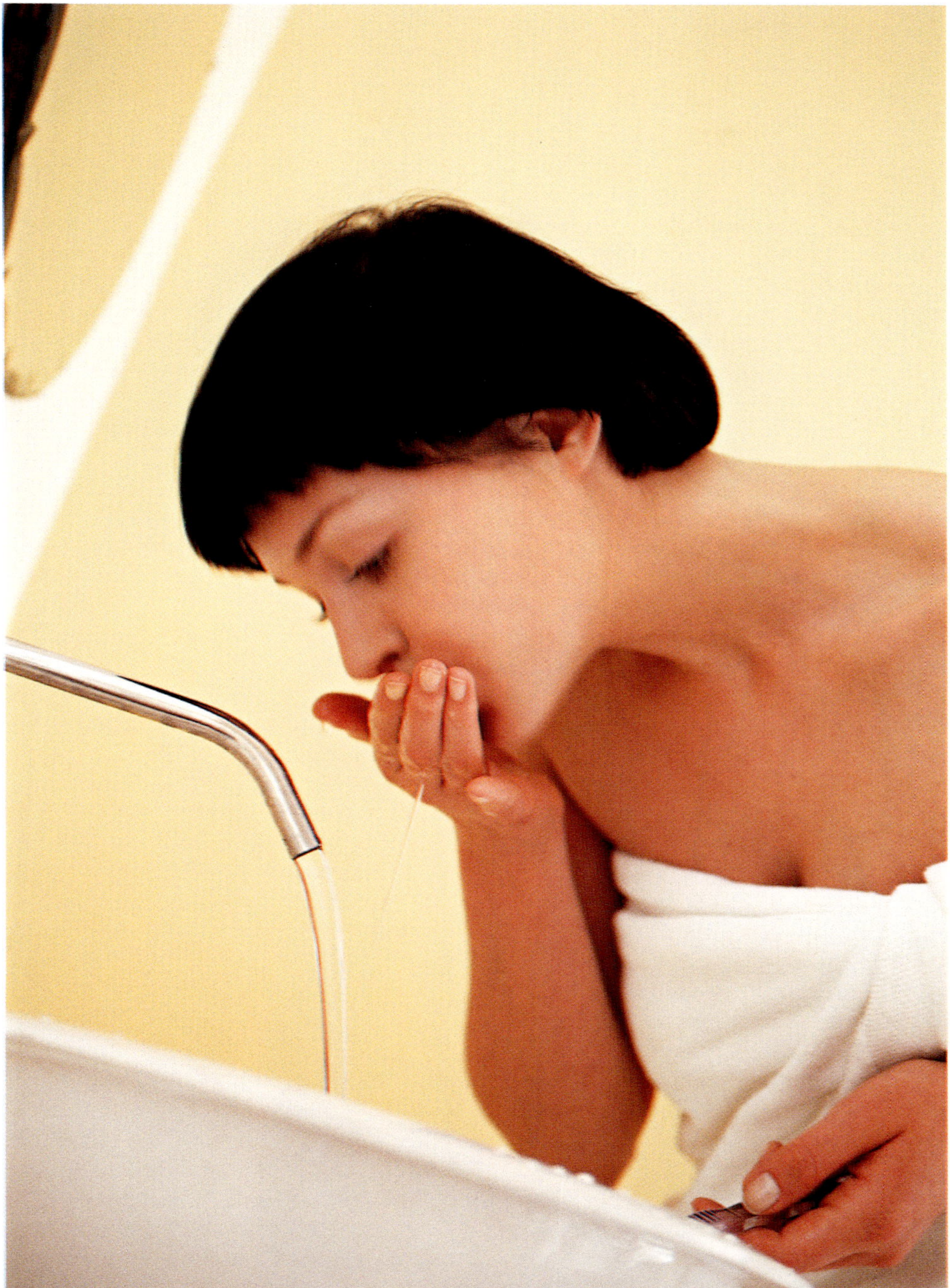

Combler les digues

Il est plus facile d'apporter de l'eau à l'organisme que d'en limiter la déperdition. Cette déperdition est indispensable à l'élimination des toxines et des impuretés, mais elle est devenue excessive du fait des conditions de vie moderne : chauffage central, air conditionné, bains de soleil, voyages en avion, tabac, alcool et régimes amaigrissants .

Le soleil

Si vous habitez les contrées septentrionales d'Europe qui voient peu le soleil, votre peau peut vous en remercier, car l'ensoleillement augmente l'évaporation épidermique dans des proportions spectaculaires.

Par ailleurs, les rayons solaires agressent la peau par la production de radicaux libres qui oxydent les lipides de l'épiderme et perturbent sa structure moléculaire. Exposez à l'air une pomme pelée, elle brunit, sa chair se flétrit et se racornit, et ce du fait de l'oxydation. C'est ce qui menace les irréductibles des bains de soleil.

Parallèlement, le soleil est responsable à 80% des modifications de la peau liées à l'âge. Si vous avez une peau normale ou sèche, recherchez systématiquement l'ombre. Mais si vous ne pouvez résister à l'appel du soleil, faites appel aux vitamines. Les crèmes de soin contenant comme antioxydants les vitamines A, C et E se révèlent efficaces dans la lutte contre les radicaux libres.

Les crèmes et lotions solaires, aujourd'hui présentes dans tous les sacs de plage, font effectivement écran aux rayons ultraviolets. En revanche, mieux elles protègent, plus elles ont recours à la chimie. Elles contiennent des substances telles que l'acide para-amino-benzoïque, qui peut provoquer des eczémas et a tendance à déshydrater la peau, des huiles minérales qui empêchent la peau de respirer ; le methyl anthranilate, dérivé du goudron de houille, est à l'origine de certaines éruptions cutanées, le propylène glycol est de moins en moins utilisé du fait des réactions allergiques qu'il provoque ; l'alcool déshydrate la peau et la courarine est responsable de dermites de contact et de photosensibilisations. On en arrive donc au paradoxe de voir des produits conçus pour protéger du soleil provoquer érythèmes et cloques.

Sous réserve de vous exposer au soleil à des heures raisonnables et ne pas avoir la peau excessivement sèche, une huile végétale peut suffire à protéger votre peau. Les plus efficaces en ce domaine sont le jojoba, dont l'indice de protection est compris entre 5 et 10, la cire d'abeille, dont la viscosité forme une couche protectrice à la surface de la peau et le beurre de karité qui contient 50% de graisses, parmi lesquelles des acides gras essentiels qui jouent le double rôle d'écran et d'antioxydants. Les huiles d'avocat, de cynorrhodon, de sésame et de germe de blé sont riches en vitamines antioxydantes et luttent donc efficacement contre les radicaux libres. Vous pouvez associer plusieurs huiles en utilisant comme conservateur de la vitamine E, comme dans la recette ci-dessous.

Une crème solaire naturelle

3 cuillerées à soupe d'huile de germe de blé, 2 cuillerées à soupe d'huile de sésame ou de beurre de karité, 3 cuillerées à soupe d'huile d'avocat, 3 cuillerées à soupe d'huile de jojoba, 3 gélules de vitamine E

Versez les ingrédients dans un pot en verre, couvrez et agitez. À conserver impérativement au réfrigérateur. Renouvelez régulièrement les applications en cours d'exposition au soleil. Vous disposez là d'un filtre solaire d'indice 4-5, non d'un écran total.

Le tabagisme

Le tabac est le second facteur de rides après le soleil. Il prive la peau de 40 % de son épaisseur, de sorte que l'eau s'en évapore plus facilement. Parallèlement, les produits chimiques incorporés dans les cigarettes dépouillent les fibres en collagène et en kératine, accélérant le vieillissement. Par ailleurs, la fumée du tabac contient du benpyrène qui détruit la vitamine C dont la peau a besoin pour fabriquer le collagène et repousser les radicaux libres. Fumer contracte les fins capillaires de la

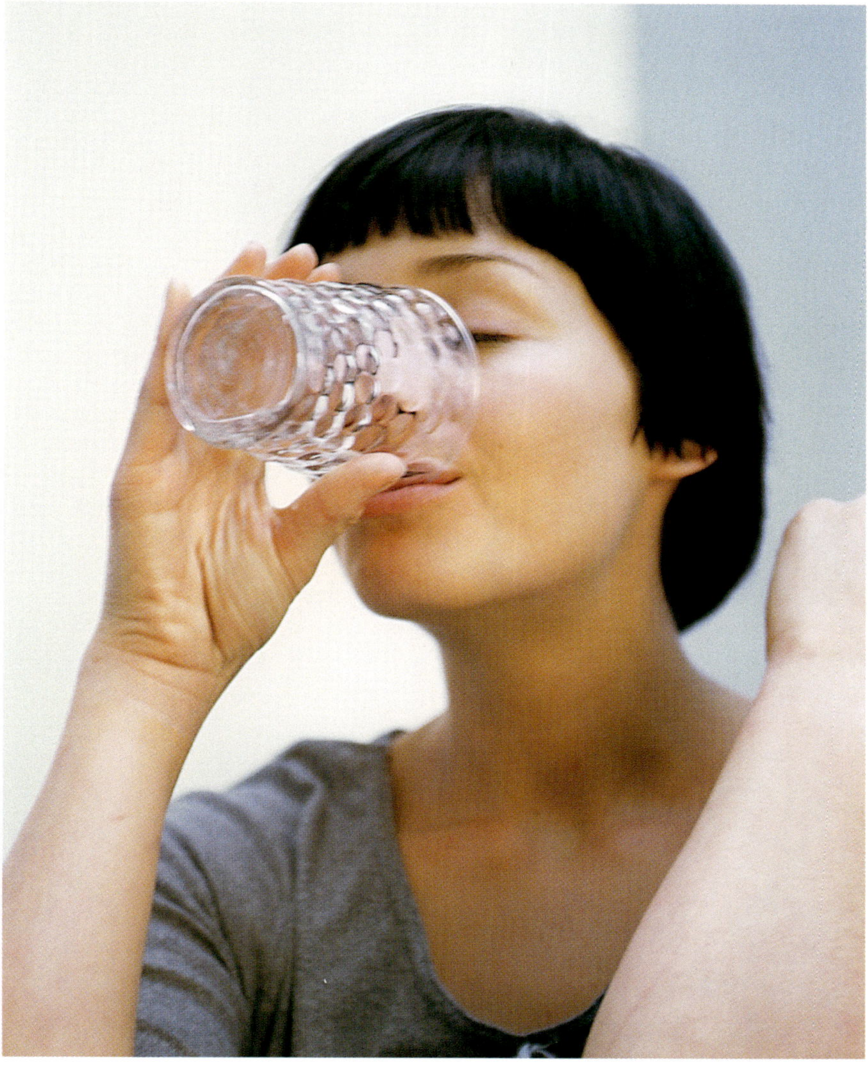

peau, qui s'en trouvent sous-alimentés en oxygène et en nutriments. Et pour couronner le tout, les mimiques du fumeur – clignements d'yeux, gonflement des lèvres – distendent la peau délicate du visage.

Les inconvénients liés au tabagisme ajoutent quinze années à l'âge de la peau – une peau cinq fois plus menacée par les rides profondes que chez le non-fumeur de même âge. Il n'existe à cela qu'un remède : arrêter de fumer ou s'efforcer au moins de réduire sa consommation de cigarettes tout en augmentant l'apport en antioxydants et en eau.

Chauffage central et air conditionné

La déshydratation est le prix à payer pour bénéficier du confort moderne au bureau ou chez soi. Les systèmes de chauffage central et de conditionnement d'air visent des objectifs opposés en matière de température, mais tous deux fonctionnent en puisant de l'humidité dans l'air.

Chez vous, baissez le thermostat d'ambiance et installez des humidificateurs. Une casserole d'eau frémissant sur un poêle ou un bol posé sur un radiateur constituent des alternatives moins pratiques mais également efficaces – le but étant de porter le degré hygrométrique de la pièce aux 80 ou 85 % qui conviennent à la peau.

Les boissons alcoolisées

Au réveil, après une soirée un peu arrosée, vous vous sentez la tête lourde et la gorge sèche. L'alcool déshydrate la peau comme il le fait des tissus internes qui répliquent par un mal de tête infernal et une soif inextinguible. En tant que diurétique, il accélère l'évacuation de l'eau par l'organisme et, pour comble de malheur, il agglomère les globules rouges qui se bloquent dans les capillaires, au risque de provoquer leur rupture et l'apparition sur le visage de réseaux de vaisseaux apparents (télangiectasie). Comme le tabac, l'alcool accélère le vieillissement de la peau car il accapare oxygène et vitamine C. Là encore, le seul remède consiste à réduire fortement la consommation de boissons alcoolisées.

Les régimes amaigrissants

On estime à 85 % la proportion des adultes de moins de cinquante ans qui ont suivi un régime amaigrissant au moins une fois dans leur vie. La plupart ont échoué, sans faire l'économie de dommages causés à la peau. L'erreur la plus communément commise est la suppression totale des graisses. Or, comme cela est souligné à la page 96, la peau ne reste souple et hydratée que si elle bénéficie d'un apport régulier en acides gras essentiels.

Par ailleurs, les régimes stricts entraînent une perte de masse musculaire ; il n'y a pas pire si vous cherchez à obtenir par l'exercice physique l'amélioration de la circulation, une musculature plus ferme et la conservation des hormones bénéfiques pour la peau. L'effet « yo-yo » – amaigrissements suivis de reprises de poids – rend à terme toute perte de poids impossible et contribue au vieillissement de la peau.

Si vous souhaitez perdre du poids en préservant votre peau, adoptez un régime sensé et équilibré dans lequel entrent fruits oléagineux, graines et poissons gras, et faites preuve de résolution en vous stabilisant à votre poids de forme une fois que vous l'avez atteint.

De l'eau à profusion

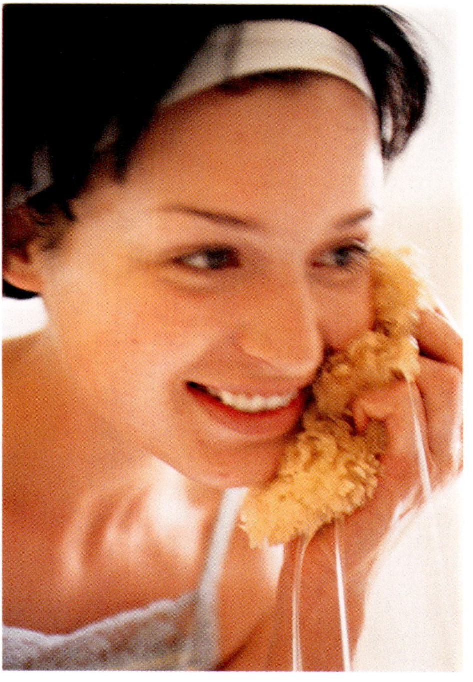

Chaque fois que vous entendrez dire d'une personne âgée qu'elle a une peau magnifiquement conservée alors qu'elle n'a jamais fait sa toilette qu'à l'eau et au savon, dites-vous que c'est à l'eau qu'elle le doit plus qu'au savon.
L'eau fait du bien au visage de l'extérieur comme de l'intérieur. L'épiderme, dont les cellules ne comptent que 20% d'eau, n'est capable de l'absorber qu'en faible quantité, mais lorsqu'il a «fait le plein», il en témoigne par sa bonne mine. Le moyen le plus sûr, le moins cher et le meilleur d'assurer l'approvisionnement en eau de la peau est de la mouiller régulièrement.
En aspergeant son visage, on le réhydrate et on en active la circulation. Les plus audacieux peuvent renforcer l'effet obtenu en faisant alterner eau chaude et eau froide. Certains ne jurent que par l'eau glacée, mais elle est déconseillée aux peaux très claires ou fragiles chez lesquelles elle pourrait engendrer de la télangiectasie (réseaux de vaisseaux apparents). Après vous être aspergé le visage, épongez légèrement les gouttes qui ruissellent et appliquez un produit hydratant de type «eau dans l'huile» afin de ralentir l'évaporation.
N'utilisez pas n'importe quelle eau. Les eaux «dures», c'est-à-dire très chargées en dépôts calcaires, ont pour désavantage de dissoudre certains lipides et de faire varier le pH de la peau – coefficient la caractérisant comme acide ou basique. La peau est censée être acide et posséder un pH 5 ou 6 qui la protège de l'invasion bactérienne, mais les résidus contenus dans l'eau calcaire peuvent lui faire passer la limite de 7 au-delà de laquelle elle devient alcaline et perd de sa souplesse et de sa fermeté.
Si vous êtes alimenté en eau calcaire, installez un adoucisseur au niveau du compteur d'eau ou utilisez un produit commercialisé à cet effet. Une troisième alternative consiste à employer de l'eau distillée en bouteille, plus coûteuse mais qui donne de bons résultats.

Les vaporisations

Où que vous vous trouviez, vous avez la possibilité d'hydrater votre visage au moyen d'un simple vaporisateur, que vous trouverez dans les jardineries, et qui accomplira aussi bien sa tâche que les luxueux aérosols vendus en pharmacie.
Remplissez votre vaporisateur d'eau distillée ou d'eau de source et ajoutez-y trois gouttes d'une huile essentielle. Les senteurs florales –

jasmin, rose otto et lavande – sont particulièrement appropriées.

Vaporisez votre visage (sans oublier de fermer les yeux à cause de la présence d'huile essentielle) dès que vous sentez votre peau « tirer » ; par temps chaud ou en avion, répétez fréquemment les vaporisations. Procédez également à une vaporisation avant l'application d'un produit hydratant, qui réussit mieux à emprisonner l'humidité qu'à la procurer.

Une histoire de savon

Vous pouvez, en vous rinçant le visage, éliminer les salissures et certaines bactéries superficielles, mais pour nettoyer véritablement la peau, il vous faut recourir au savon. Par bonheur pour votre peau, il n'est plus ce qu'il était. Avec un pH 8 et un taux de corps gras n'excédant pas 2 %, le savon à usage domestique est trop desséchant pour la peau et risque de déclencher ce qu'on a appelé « l'eczéma de la ménagère », qui allie irritation et desquamation.

Le marché offre aujourd'hui une large gamme de savons sur-gras (souvent recommandés pour peaux sensibles), contenant des substances telles que beurre de cacao ou huile d'olive, qui peuvent porter le taux lipide jusqu'à 15%. Le savon glycérine est également plus gras que la normale et apporte les vertus humectantes de la glycérine.

Il existe également des pains ou des liquides de toilette dits « sans savon », au pH plus proche de celui de la peau que ne l'est le savon, et qui contiennent souvent des ingrédients destinés à contrecarrer l'effet des agents déshydratants.

Ne la laissez pas s'échapper

Si vous prenez la peine de vous hydrater de l'intérieur et de l'extérieur, vous entendez probablement limiter au maximum les pertes en eau. Sous réserve de posséder une peau sèche à normale, vous pouvez préparer vous-même des pommades appropriées, à base de cire et d'huile, sans devoir y ajouter de conservateurs chimiques antibactériens, à la différence des entreprises de cosmétiques, puisqu'elles sont destinées à un usage immédiat.

Un bouclier pour l'épiderme

20 g de cire d'abeille, 80 ml d'huile d'amande douce ou de noix de macadamia, 2 gouttes d'huile essentielle de rose otto.

Vous pouvez utiliser à peu près n'importe quelle huile végétale ou essentielle. On a choisi ici l'huile de macadamia pour sa richesse et son pouvoir protecteur, et la rose otto qui renforce les capillaires fragiles. Faites chauffer ensemble les corps gras au bain-marie. Retirez du feu lorsque la cire a fondu, émulsionnez le mélange jusqu'à épaississement, laissez tiédir à 40-45 °C (utilisez éventuellement un thermomètre de cuisine), ajoutez l'huile essentielle et battez énergiquement.

Mettez la pommade en pot et conservez-la au réfrigérateur. Elle peut s'avérer trop visqueuse pour les peaux à tendance grasse. Dans ce cas, utilisez 15 g de cire d'abeille, 85 ml d'huile et une essence plus sèche comme le chardon.

Lotion pour les lèvres

20 g de cire d'abeille blanche, 25 ml d'huile d'olive, 1 cuillerée à café d'huile de jojoba, 1 gélule de vitamine E, 3 gouttes d'huile essentielle de calendula (souci).

Faites chauffer les corps gras au bain-marie. Hors du feu, ajoutez le reste des ingrédients et laissez refroidir en pot. Les huiles essentielles de lavande et de géranium conviennent également aux lèvres sèches.

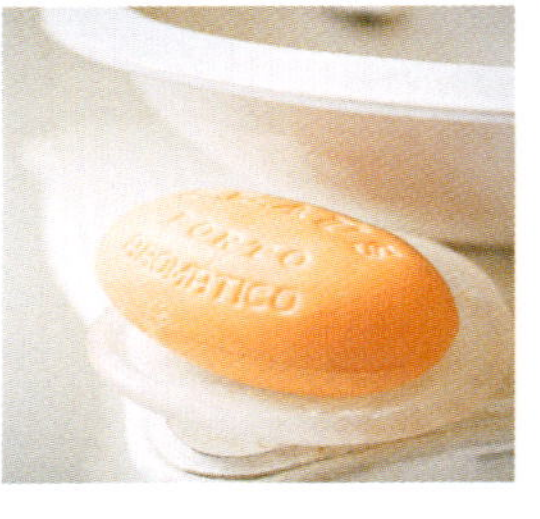

un moment rien que pour vous

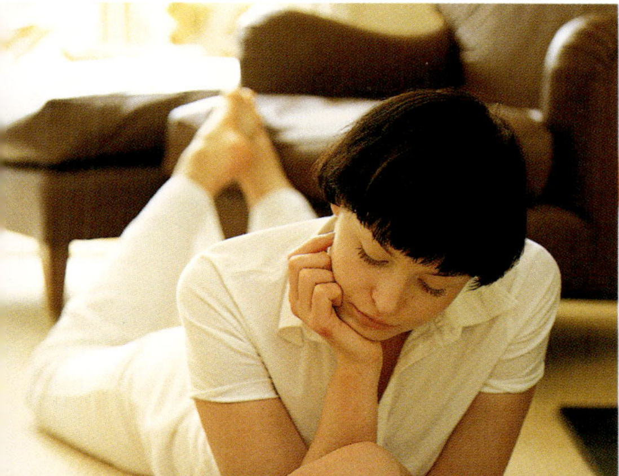

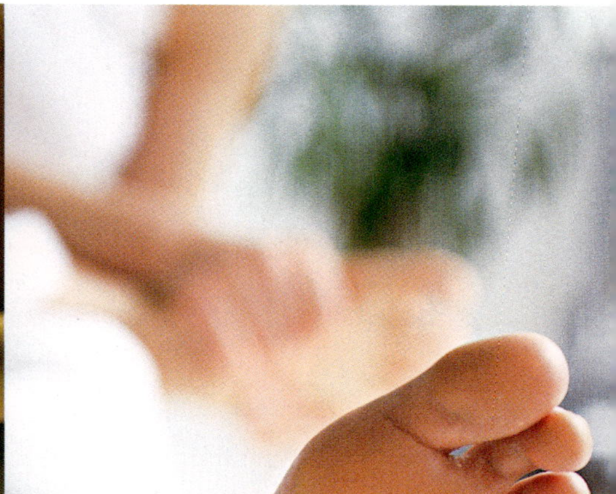

Laissez-vous aller

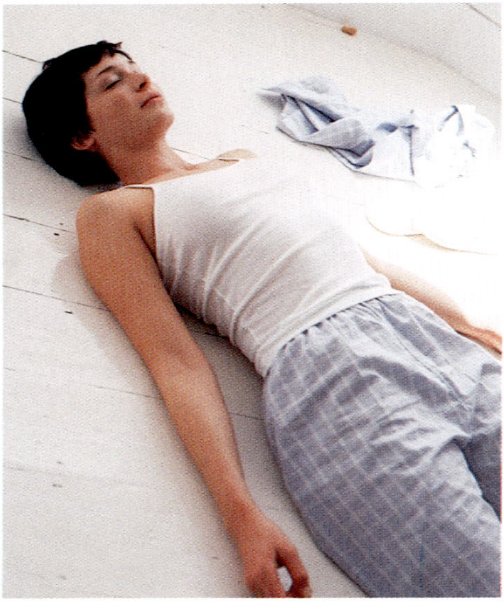

Toujours exposé, le visage est la première partie du corps à afficher des symptômes d'anxiété ou de malaise. Tout événement traumatisant, qu'il soit physique ou émotionnel, se lit instantanément dans les plis et les rides, entre le front et le cou.

La différence entre l'enfant ou l'adolescent et l'adulte, réside en ce que chez les deux premiers, les traits reprennent leur place une fois le calme retrouvé, tandis que chez l'adulte, dont la peau n'est plus aussi élastique, le stress laisse des traces profondes dans la peau. Si le phénomène se répète fréquemment, ce ne sont plus seulement les circulations sanguine et lymphatique qui sont ralenties, engendrant pâleur et bouffissures, mais la régénération cellulaire elle-même.

La liste des ravages provoqués par le stress est longue : hypertension artérielle, excès de cholestérol, ralentissement du métabolisme, déficience immunitaire, diabète ou encore dépression nerveuse.

Il existe pourtant un moyen simple d'évacuer le stress qui tient en un seul mot : relaxation.

Se forcer à se relaxer comporte, dans sa formulation même, une contradiction. Ce dont nous avons besoin, c'est de techniques pour nous aider à évacuer la tension dès qu'elle se fait sentir. Certaines n'ont plus à faire leurs preuves et peuvent se pratiquer chez soi, comme le yoga et la méditation ; le matériel peut se limiter à un coussin, de l'encens et une musique appropriée, mais il faut surtout du calme et de la tranquillité. D'autres méthodes requièrent l'intervention d'un spécialiste.

Certaines pratiques, telles que le lifting digital, concernent directement le visage. D'autres, comme la réflexologie, agissent par l'intermédiaire d'autres zones du corps. D'autres encore s'assimilent à une relaxation générale du système nerveux qui se répercute sur le visage. Les séances de thérapie ne sont pas toujours bon marché, mais il faut savoir apprécier à leur juste prix un esprit reposé et un teint frais et clair.

Quelle que soit la méthode choisie, apprenez à vous relaxer, à vous ressourcer, à vous régénérer.

Déclarez la guerre au stress

Le stress est pour la majorité d'entre nous une réalité quotidienne que nous apprenons à gérer. Mais gérer n'est pas s'attaquer aux sources du mal et ne fait que reculer les échéances. Ce qu'il faut, c'est apprendre à évacuer le stress. Avant de vous décider pour telle ou telle technique spécialisée, commencez par agir sur les causes de stress par un certain nombre de mesures simples qui relèvent du simple bon sens.

La première chose à faire est de noter tout ce qui vous perturbe et de vous efforcer de résoudre les problèmes les uns après les autres. Les choix et conflits en suspens, s'ajoutant à un manque d'énergie, représentent les principaux facteurs de stress de notre époque.

Dans notre société survoltée, où les femmes exercent une activité salariée sans pour autant être déchargées des tâches domestiques, le manque de temps devient problématique. Comment conduire les enfants au jardin public après une journée de travail quand rien n'est prêt pour le dîner? Où trouver le temps de faire des achats? Comment avoir des relations sexuelles si la télévision ne s'éteint qu'à minuit passé?

Pour réduire, sinon éliminer, les causes de stress engendré par ce type de dilemme, fixez-vous trois mots d'ordre: établir des priorités, déléguer, éliminer. Occupez-vous de ce qui vous importe véritablement ou à quoi vous ne pouvez échapper. Cochez ensuite sur votre liste les tâches dont vous pouvez vous décharger sur quelqu'un d'autre, et enfin barrez ce qui n'est pas indispensable: les draps ne seront pas repassés, vous mangerez une fois ou deux un repas tout prêt, déclinerez quelques invitations... Vous dégagerez ainsi le temps nécessaire pour vous occuper de vous.

Relaxez-vous, ressourcez-vous

Accéder à un état de totale relaxation tout en restant éveillé exige au départ un effort conscient, mais devient vite un automatisme dont vous ne pourrez plus vous passer.

Certaines méthodes de relaxation comptant parmi les plus efficaces remontent à des milliers d'années. Le yoga, la méditation et la visualisation en font partie; elles peuvent être pratiquées individuellement ou se conjuguer dans votre programme de relaxation. Mieux vaut vous initier auprès d'un professionnel, qui vous apprendra comment respirer et à quel rythme, comment vous tenir – des éléments qui font la différence entre la «pause-café» et la détente profonde. Si vous ne pouvez vous inscrire à un cours, procurez-vous une cassette audio ou vidéo de la méthode. La méditation (voir plus loin) est probablement la technique la plus facile à pratiquer chez soi sans initiation préalable.

La relaxation profonde

Couchez-vous sur le dos, un coussin sous la nuque. Allongez-les bras sur les côtés, paumes vers le ciel. Relâchez-vous, un membre après l'autre. Commencez par les pieds: fléchissez les orteils puis relâchez. Faites décrire des cercles à vos chevilles, relâchez. Relaxez les mollets, puis les cuisses. Laissez ensuite votre colonne vertébrale s'enfoncer dans le sol: vous sentez vos muscles abdominaux se détendre. Procédez pour les mains comme pour les pieds. Relâchez toute tension dans les bras et les épaules; allongez le cou, relâchez.

Concentrez-vous ensuite sur le visage. Votre front est parfaitement lisse, vos yeux sont fermés, votre bouche est détendue et votre respiration monte du plus profond de votre diaphragme. Inspirez lentement et profondément. Respectez un temps d'apnée et expirez lentement. Répétez l'exercice en vous concentrant sur la respiration, jusqu'à ce que vos membres soient flasques, vos paupières lourdes et qu'il vous paraisse impossible de bouger d'un pouce.

La méditation

Une fois atteint un état de profonde détente dans cette position, vous pouvez amorcer un début de méditation. N'espérez pas accéder d'emblée à un niveau de conscience supérieur, mais concentrez-vous sur un objet ou un son (mantra) – le «om» traditionnel ou tout autre mot d'une ou deux syllabes dont vous accentuerez les voyelles. Le principe consiste à répéter le mot ou le son jusqu'à vider votre tête de toute idée consciente.

Concentrez-vous également sur votre respiration. Les épaules et les mâchoires sont souvent les premières à se relâcher totalement, et la pratique aidant, vous sentirez un flot de tension quitter votre visage. Il se peut même que certaines parties de votre corps s'engourdissent. Félicitez-vous en, tout en laissant votre mantra résonner dans votre crâne.

La visualisation peut vous aider également. Pensez à un fleuve tranquille où se noient vos préoccupations, à une douce lueur rose qui se diffuse à travers votre corps, à un nuage de tension qui s'éloigne au-dessus de votre tête… Il s'agit là d'une technique de relaxation, non d'un rite religieux; vous pouvez la pratiquer n'importe quand et aussi longtemps que ses effets bénéfiques se feront sentir.

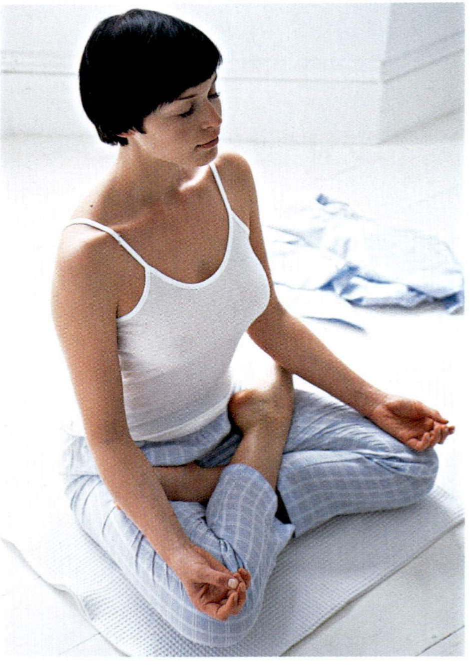

L'exercice physique

L'exercice physique apparaît de prime abord comme une pratique diamétralement opposée à celle de la relaxation – un jugement hâtif si l'on considère que non seulement il active la circulation et améliore l'irrigation de la peau (voir pages 78-9), mais qu'il brûle également les toxines engendrées par le stress et produit parallèlement des hormones du bien-être, telles que les endorphines, qui incitent à la détente.

Choisissez le type d'exercice physique qui vous convient: marche ou course à pied, cyclisme, saut à la corde ou «step» (qui peut se pratiquer sous la forme d'une succession de montées et de descentes d'une marche d'escalier). Ces activités de type aérobic activent la respiration et l'oxygénation des tissus par des mouvements rapides, fortifient les muscles et améliorent votre faculté d'éveil. Pratiquées pendant trente minutes trois à cinq fois par semaine, elles apportent une amélioration nette à votre état général.

Faites donc régulièrement de l'exercice, de préférence en plein air, sans aller au-delà de vos possibilités ni y voir une obligation d'ordre moral (ni même esthétique), faute de quoi vous risqueriez de vous lasser rapidement.

Les moins athlétiques d'entre vous apprendront avec soulagement que rien ne les oblige à suer sang et eau ni même à sortir de chez eux pour faire de l'exercice, car il existe deux types d'activités excellentes pour la forme: le rire et les relations sexuelles.

Le rire active la respiration, améliore l'oxygénation du sang, fait briller les yeux par stimulation des glandes lacrymales, fait jouer les muscles de l'estomac et ceux du visage, améliorant ainsi l'oxygénation du cerveau, et ce pour une consommation de dix calories à la minute. A rire à pleins poumons pendant dix secondes, votre rythme cardiaque atteint le même niveau que celui d'un rameur au bout de dix minutes. Quant aux relations sexuelles, elles activent la circulation et déclenchent la production par le cerveau de substances opiacées. Bien que par des voies fort différentes, le rire et les relations sexuelles ont en commun d'inciter le système nerveux parasympathique à libérer des hormones spécifiques de la détente.

Le sommeil

Quoi de plus naturel que l'état de sommeil? Le nouveau-né dort environ vingt-trois heures sur vingt-quatre et les personnes âgées ne peuvent généralement pas s'empêcher de s'assoupir après le déjeuner. Il n'en reste pas moins qu'au cours des dernières décennies, le nombre des insomniaques a augmenté dans des proportions significatives.

Ce fléau est imputable à notre mode de vie autant qu'à des modifications physiologiques, de sorte qu'on peut y remédier. Les experts ont constaté que, dans les pays industrialisés, ces cinq dernières années, la durée moyenne du sommeil a diminué de vingt-cinq minutes. Cernes, poches sous les yeux, paupières tombantes et mauvaise mine témoignent de ce manque de sommeil.

Jamais nous n'avons été aussi nombreux à chercher des solutions à ce problème d'insomnie, ce qui a d'ailleurs donné naissance à une nouvelle spécialité thérapeutique: la médecine du sommeil, qui a ses cliniques spécialisées.

Dans les cliniques du sommeil, les spécialistes établissent le schéma de sommeil du patient de façon à déceler l'origine de l'insomnie, du ronflement important à l'incapacité de «déconnecter». Avant d'en arriver là, vous pouvez commencer par adopter un certain nombre de règles qui constituent ce que l'on appelle aujourd'hui «hygiène du sommeil». Si vous ne constatez aucune amélioration après une quinzaine de jours, adressez-vous à un spécialiste.

Le sommeil permet à l'organisme de se reposer et de régénérer ses cellules endommagées de la tête aux pieds. Voici donc les règles à observer pour améliorer vos chances de mieux dormir.

- Respectez au maximum des horaires fixes de lever et de coucher.
- Abstenez-vous de consommer alcool, tabac ou boissons caféinées avant de vous coucher.
- Interdisez-vous d'introduire dans votre chambre à coucher toute documentation ou lecture en rapport avec votre travail.

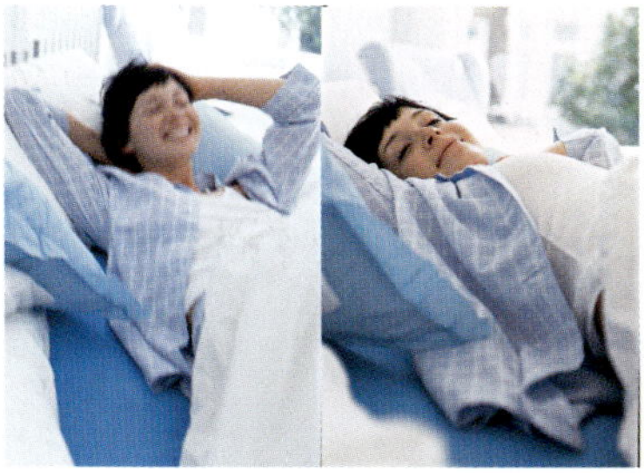

- Veillez à la bonne aération de votre chambre.
- Prenez le temps de vous délasser avant de vous mettre au lit.
- Faites brûler dans votre chambre une huile essentielle aux effets sédatifs.
- Dînez légèrement.
- Si le sommeil vous fuit, prenez un livre et attendez que vos paupières s'alourdissent. Rallongez-vous alors en adoptant la posture yoga de relaxation.

Les jeunes enfants et les amants le savent bien: rien ne détend mieux que de se laisser aller entre des mains de confiance. Pour autant qu'elles soient pratiquées par des spécialistes, les thérapies suivantes sont bonnes pour le moral comme pour la beauté du visage.

Le lifting digital

Il a été conçu comme alternative à la chirurgie esthétique, c'est dire qu'il s'agit d'une technique indolore et non invasive. Elle est par ailleurs très relaxante.

Le praticien se sert exclusivement de ses doigts; il masse le visage avec une grande douceur afin d'améliorer la mobilité du tissu conjonctif par élimination de la tension dans la substance fondamentale gélatineuse qui comble les interstices séparant les fibres élastiques. Selon les praticiens, la gélatine est dure lorsqu'elle est collée aux couches de tissus entourant le muscle et l'os sous-jacent. La mobilité faciale s'en trouve réduite et les rides accusées.

Entre des mains expertes

L'acupression

Elle se fonde sur les même principes que l'acupuncture. Les deux techniques reposent sur la notion selon laquelle l'énergie vitale – le « chi » ou « qi » (prononcer « qui ») – emprunte pour circuler à travers le corps un réseau de canaux invisibles connus sous le nom de méridiens. Ils sont parsemés çà et là d'« acupoints ». Bloquée en l'un ou l'autre de ces points, l'énergie se trouve incapable de circuler, ce qui engendre des problèmes dans la région du corps contrôlée par le méridien concerné, jusqu'à ce qu'il soit dégagé.

En acupression, le praticien exerce une pression des doigts sur les points concernés, tandis que l'acupuncture y pique des aiguilles.

En assurant une bonne circulation sanguine et en évacuant le stress, l'acupression est à même de prévenir la formation de poches sous les yeux et des rides autour des yeux et sur le front. Elle peut également soulager migraines et céphalées – responsables des fronts assombris de rides.

L'acupression agit parfois sur des points éloignés du visage, mais qui exercent une action sur lui par l'intermédiaire des méridiens. Toutefois, le visage – qui constitue une extrémité du corps –, se situe au point de départ et d'arrivée de nombreux méridiens et compte un grand nombre d'acupoints sur lesquels le néophyte peut agir.

Après une ou deux séances dirigées par un professionnel, vous devez pouvoir vous approprier la technique et l'appliquer chez vous. La prestation ne sera probablement pas aussi performante, mais vous en tirerez des bénéfices sensibles et visibles.

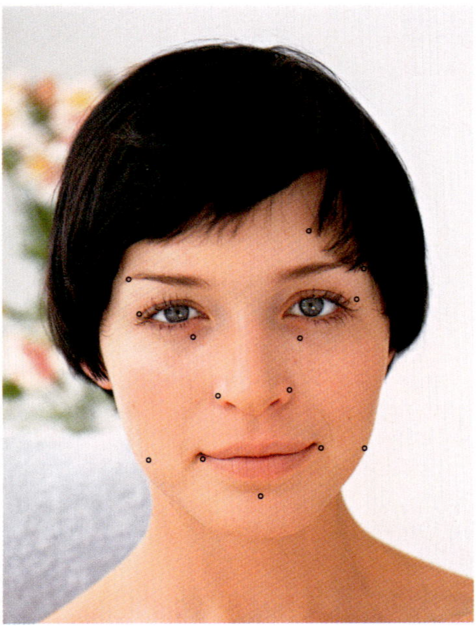

L'auto traitement

Il n'exige que cinq à dix minutes de votre temps. Branchez le répondeur téléphonique, retirez maquillage et lentilles de contact et asseyez-vous face à un miroir. Agissez sur les principaux acupoints indiqués ci-contre, en progressant de la racine des cheveux vers le cou.

Les points forment sous la peau de petites « dents », facilement identifiables à leur consistance plus molle ou plus visqueuse que celle du tissu environnant et dans lesquelles le doigt se loge facilement. Exercez des pressions circulaires, de 1,5 kg environ, en évitant de distendre la peau. Votre toucher se fera plus léger si vous utilisez le majeur, moins puissant que l'index.

Pour simplifier l'auto traitement, contentez-vous d'agir sur les principaux points symétriques ou non indiqués sur l'illustration ci-contre. Choisissez-les en fonction de leur proximité par rapport aux rides et autres signes de vieillissement constatés, en respectant les règles suivantes.

• Frictionnez-vous les mains puis agitez-les de façon à les réchauffer et à accroître leur sensibilité.

• Augmentez et réduisez progressivement la pression en début et fin de chaque mouvement.

• Ne maintenez pas la pression au-delà de sept secondes. Toute sensation d'inconfort témoigne d'un probable blocage et devrait disparaître rapidement, mais interrompez l'opération à la moindre douleur.

• Là où la peau présente des plis, intervenez trois fois par séance sur les points concernés.

Le massage ayurveda

L'ayurveda, dont le nom signifie « connaissance de la vie », est traditionnellement considéré en Inde comme le garant d'une vie saine. Il couvre tous les aspects de la vie spirituelle et physique de l'individu, ce qui le rend tout désigné pour restaurer l'harmonie et la vitalité du corps.

Il y parvient par l'intermédiaire de nombreuses disciplines naturelles : médication par les plantes, détoxication, régimes alimentaires, yoga et méditation. Sur le plan médical, l'ayurveda distingue trois forces vitales circulant dans le corps : *vata, pitta* et *kapha* (librement traduits par le vent, le feu et le mucus). Ces trois « bio-

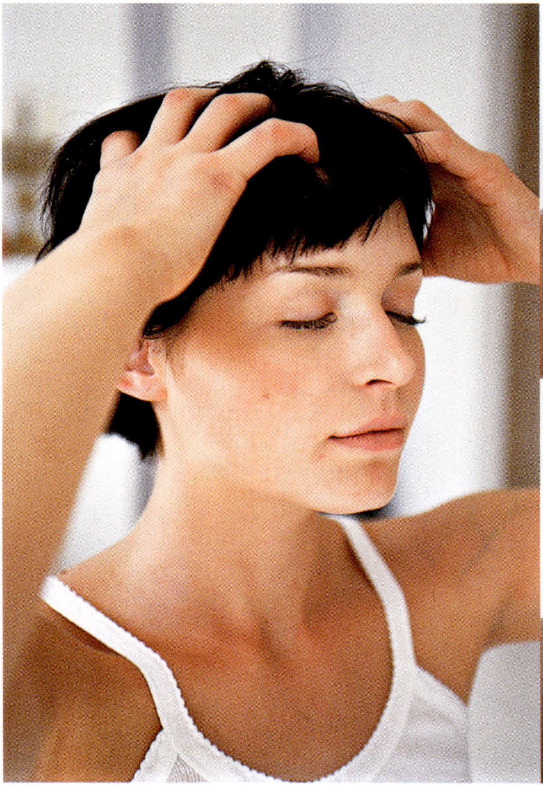

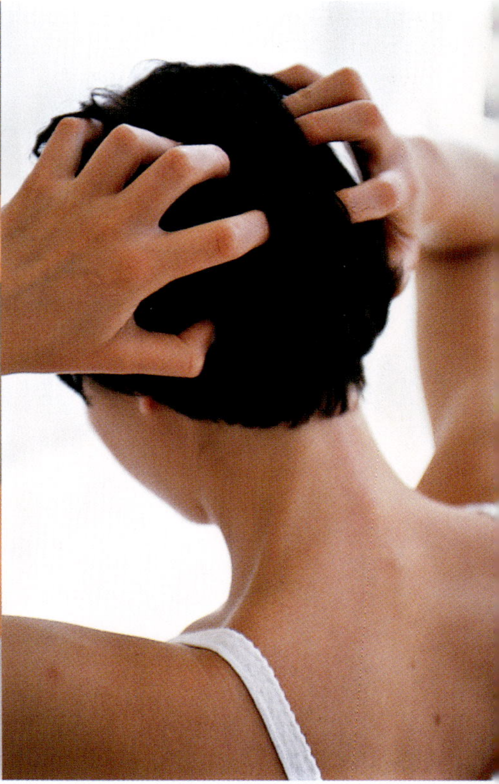

forces» constituent les tridoshas qui servent à l'établissement du diagnostic et du traitement. Le praticien évalue le type de constitution du patient et son état d'équilibre par interprétation des pouls –douze points de pulsation situés sur les artères des poignets – il en déduit la situation d'équilibre entre les trois bio-forces et de là l'état général du patient et de ses divers organes. Cette analyse peut être complétée par un examen de la langue, des ongles, des yeux, du visage et de la peau.
Le traitement passe parfois par un massage utilisant huiles et préparations à base de plantes. Le visage tire un bénéfice tout particulier de la technique du shirodhara – un massage de la tête (voir ci-dessous) suivi de l'application sur le front d'une huile tiède que l'on verse en filet pendant une durée pouvant aller jusqu'à une heure et dont l'effet relaxant est sans égal. L'ayurveda traite les problèmes de peau aigus ou momentanés par des préparations à base de plantes, très efficaces si elles sont prescrites par un thérapeute confirmé.

Le shirodhara

En Inde, les femmes pratiquent traditionnellement ce type de massage du cuir chevelu pour conserver des cheveux sains et brillants. Les praticiens attribuent le grisonnement et la calvitie précoces à la tension qui, engendrée dans la tête, restreint l'alimentation des follicules pileux. Cette forme de massage, qui se concentre sur les points «marma» du crâne, similaires aux points d'acupression, vise à évacuer les tensions.
Le visage y trouve également son compte puisque toute tension des muscles du crâne s'y transmet automatiquement. En détendant la fine couche musculaire qui enveloppe la tête, le massage ayurveda active la circulation sanguine du visage et du cuir chevelu. Le praticien commence par masser les épaules et la tête pendant trente minutes, alternant manœuvres douces et gestes énergiques; il utilise pour ce faire une huile tiède appropriée à la constitution du patient. Lorsque le cuir chevelu est le siège de tensions très importantes, ce qui est courant, le patient peut souffrir momentanément de maux de tête imputables à leur libération. En revanche, il en retire immédiatement un adoucissement visible des contours du visage, et sombre généralement un peu plus tard dans un profond sommeil réparateur.

Le drainage lymphatique

Il s'agit d'un type de massage très doux et très agréable, qui vise à vider les ganglions lymphatiques des déchets indésirables ayant résisté à l'élimination par les voies normales. Lorsqu'on les laisse s'accumuler dans l'organisme, ces déchets sont responsables d'un teint grisâtre, d'yeux fatigués, de gonflements et d'une lassitude générale.
Comme décrit précédemment (pages 76-7), la circulation de la lymphe dépend exclusivement des contractions des muscles du corps. Chez une personne immobilisée, le système peut mettre des heures, voire des jours à évacuer les déchets, tandis que, parallèlement, le liquide s'accumule sous la peau, se manifestant par un gonflement et des boursouflures. Par le massage des tissus mous et des muscles, on active la libération et l'élimination des toxines liquides.
Le drainage lymphatique peut s'appliquer à tout le corps et aux nombreux ganglions situés au niveau des aisselles et du tronc, ou se limiter à la partie supérieure du corps, à partir des épaules. Les ganglions lymphatiques de la tête conditionnent la circulation de la lymphe dans diverses parties du visage, du cuir chevelu et du cou.
Avant d'entamer la première séance, le praticien vous interrogera probablement sur votre passé médical. La séance entamée, vous vous sentirez littéralement vous fondre dans la table de massage. Il est difficile d'imaginer que de telles manipulations puissent s'avérer aussi efficaces et en même temps aussi relaxantes.

Le drainage lymphatique passe par différents effleurements, pétrissages, tapotements et pressions. Le masseur use de pressions pour chasser la lymphe en direction du ganglion le plus proche qui en assumera le filtrage. Les manœuvres varient entre pressions profondes et effleurements quasi-imperceptibles.
Il faut cependant considérer le drainage lymphatique comme faisant partie d'un tout. Il ne donne de résultats durables que si vous abandonnez vos mauvaises habitudes – le tabac et l'alcool sont les ennemis jurés de la circulation lymphatique – pour donner à votre organisme ce dont il a besoin pour vous offrir un visage avenant.

L'irrigation du côlon

L'irrigation, hydrothérapie ou lavement du côlon consiste à injecter de l'eau dans le gros intestin pour créer un effet de chasse et évacuer les matières fécales qui y stagnent.
On utilise pour ce faire un tube souple que l'on introduit par l'anus et à travers lequel on fait passer de l'eau tiède sous faible pression qui déloge et dilue les déchets, lesquels sont évacués par ce même tube, entraînant avec eux les gaz, le mucus et les bactéries qui se développent sur les excréments en décomposition. Les adeptes de cette pratique affirment se sentir ensuite plus légers et plus propres, et notent dès le lendemain une amélioration de l'état de leur peau. Il est important de boire plusieurs verres d'eau avant et après une irrigation du côlon.

La réflexologie

Elle se classe parmi les thérapies de zone parce qu'elle traite l'organisme comme un ensemble de dix zones d'énergie, réparties de chaque côté du corps. Elle considère que toute l'énergie vitale passe par les pieds et que tous les membres ou organes du corps y sont représentés. En excitant par une pression du pouce les points de réflexologie, le praticien est censé faire affluer l'énergie dans les différentes zones correspondantes et restaurer ainsi la santé du patient. Les muscles, y compris ceux du visage, s'en trouvent détendus et les facultés d'autoguérison stimulées.
L'anxiété et le stress se traitent bien par la réflexologie, ainsi d'ailleurs que le mal de dos, les céphalées, les migraines, les sinusites et les problèmes circulatoires – autant de maux que reflète le visage de celui qui en souffre.
A l'issue d'un bilan médical, le praticien exerce des pressions plus ou moins fortes sur les points de réflexologie. Il insiste sur les zones qui lui paraissent les plus sensibles, qui correspondent aux régions du corps à soigner.
Certaines personnes constatent un phénomène de détoxication consécutif à un traitement par réflexologie, qui s'accompagne pendant une brève période de douleurs articulaires, de diarrhées et de boutons – petits maux à interpréter comme positifs.

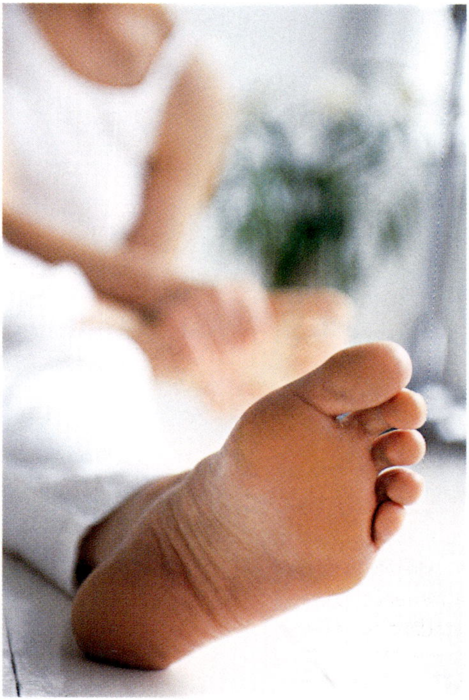

L'ostéopathie crânienne

Egalement connue sous le nom de thérapie crânio-faciale, cette technique se fixe pour objectif la réorganisation du tissu conjonctif et la restauration des rythmes naturels de l'organisme. Par l'intermédiaire de manipulations délicates du crâne, elle aide le corps à retrouver sa forme originelle et optimale. Chez l'adulte, elle est particulièrement efficace dans les cas de céphalées, migraines, douleurs dentaires, teint pâle ou terne, mauvaise circulation et insuffisance de l'élimination. L'ostéopathie crânienne peut également remédier aux troubles du sommeil, à l'agitation et aux infections également susceptibles d'affecter la peau.

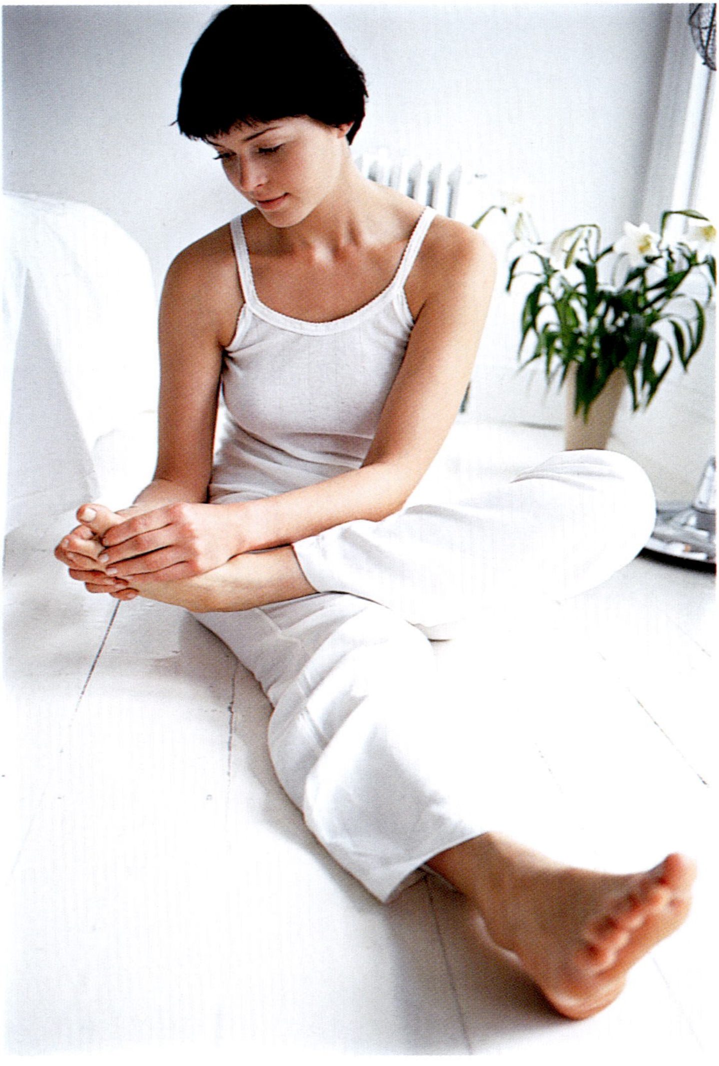

Le système crânio-facial se situe au cœur même du fonctionnement physiologique. Il se compose des membranes qui entourent le système nerveux central (cerveau et moelle épinière), des os du crâne et du sacrum qui s'attache à ces membranes et de l'aponévrose qui relie cet ensemble aux diverses parties du corps, enveloppant chaque nerf et voie nerveuse ainsi que le liquide cérébro-spinal. Pour les thérapeutes, ce liquide, qui s'écoule de son réservoir situé dans le système nerveux central vers toutes les parties du corps en empruntant les voies neurologiques, véhicule une puissante énergie curative.

Afin de restaurer les rythmes crâniens, le praticien déplace ses mains sur le crâne et d'autres parties du système squelettique, ce qui lui permet d'identifier les zones de tensions ou de contraintes et de suivre les détours du système crânio-facial jusqu'à situer les points de résistance et les déverrouiller. La thérapie crânio-faciale procure généralement réconfort et bien-être.

Pour rire à belles dents

Un visage soigné ne va pas sans une dentition en bon état. Pour éviter caries, dents jaunies ou entartrées, prenez l'habitude de consulter un dentiste tous les six mois environ, plus souvent si vous fumez, buvez du thé ou du vin rouge, qui tachent l'émail des dents. Vous rirez d'autant plus volontiers que vous pourrez arborer une dentition étincelante et aurez remplacé vos anciens plombages gris par de la résine blanche. Si vous faites partie des phobiques du dentiste, tentez de recourir à l'hypnothérapie pour vous débarrasser de cette phobie.

Brossez vos dents matin et soir, en utilisant de préférence du fil dentaire et une brosse électrique. Il ne faut qu'une minute au sucre pour attaquer l'émail, et vous avez donc intérêt à transporter sur vous une brosse de voyage de façon à pouvoir vous laver les dents chaque fois que vous mangez des sucreries.

Les thérapies d'appoint

Elles sont nombreuses à s'efforcer de vous revitaliser des pieds à la tête. Parmi celles qui s'adressent plus particulièrement au visage, citons les méthodes Bates, Alexander et Rolfing, les fleurs de Bach, le reiki, le yoga, le training autogène et l'acupuncture.

Les vertus du rire

A vous occuper avec sérieux de l'état de vos dents, vous y gagnerez un sourire éclatant. L'assiduité avec laquelle vous pratiquerez exercices physiques et massages vous permettront de faire plus longtemps belle figure, mais en définitive, ce n'est pas seulement dans les profondeurs de la peau que se tisse la beauté. Si vous voulez paraître jeune, ne laissez pas passer une occasion de rire. Et il ne s'agit pas seulement là d'un antidote à la sobriété que vous impose l'entretien de votre organisme. Le rire fera en sorte que vos rides les plus accusées deviennent les délicieux plis qu'affectionnera votre entourage.

index